中国科学院教材建设专家委员会规划教材
全国高等院校医学实验教学规划教材

药剂学实验

主　编　陈　钢　田　燕

副主编　李晓芳　何　宁　许小红

编　委　（按姓氏笔画排序）

卫世杰	广东药科大学	王秀敏	厦门大学
王晓明	广东药科大学	田　燕	大连医科大学
许小红	成都医学院	李晓芳	广东药科大学
何　宁	安徽中医药大学	张纪兴	广东药科大学
张建斌	大连医科大学	陈　钢	广东药科大学
徐应淑	遵义医学院	郭波红	广东药科大学
蔡　铮	南方医科大学		

科学出版社

北　京

内 容 简 介

药剂学实验是构成药剂学实践教学体系的主要内容，是理论与实践结合的重要教学环节，也是培养学生实践能力和创新能力的重要途径。本教材在各参编院校历年开设的药剂学实验基础上，通过优化、重组、整合药剂学实验教学内容，将全书分成4个模块：常用仪器的使用，验证性实验，综合设计性实验和研究创新性实验，构建分层次、多模块、相互衔接的药剂学实验教学体系，努力做到加强基础，拓宽知识，培养能力，激励个性，全面发展，提高素质。

本教材适用于各院校药学类各专业的本科与专科学生，也可用作从事药物制剂研究与开发的科技人员参考书。

图书在版编目(CIP)数据

药剂学实验 / 陈钢，田燕主编. —北京：科学出版社，2017.1
中国科学院教材建设专家委员会规划教材 · 全国高等院校医学实验教学规划教材
ISBN 978-7-03-050701-3

Ⅰ. ①药…　Ⅱ. ①陈…　②田…　Ⅲ. ①药剂学–实验–高等学校–教材　Ⅳ. ①R94-33

中国版本图书馆 CIP 数据核字（2016）第 278352 号

责任编辑：胡治国　周　园 / 责任校对：赵桂芬
责任印制：徐晓晨 / 封面设计：陈　敬

科 学 出 版 社 出版
北京东黄城根北街 16 号
邮政编码：100717
http://www.sciencep.com

北京中石油彩色印刷有限责任公司 印刷
科学出版社发行　各地新华书店经销
*
2017 年 1 月第　一　版　开本：B5（720×1000）
2021 年 1 月第 四 次印刷　印张：10　1/4
字数：198 000

定价：35.00 元

（如有印装质量问题，我社负责调换）

前　　言

药剂学是研究药物制剂的基本理论、处方设计、制备工艺、质量控制和合理使用等内容的一门综合性应用技术学科。药剂学实验是构成药剂学实践教学体系的主要内容，是理论与实践结合的重要教学环节，也是培养学生实践能力和创新能力的重要途径。

通过药剂学实验，可达到如下目的：①掌握各类剂型的特点、性质、制备方法及质量控制以及新技术、新工艺在药物制剂中的应用等，为将来从事制剂研究与生产提供实践基础；②掌握制剂的基本操作方法与技能，熟悉制剂生产中常用设备和检测仪器的结构、性能及使用保养方法；③与理论学习有机地相结合，使重要的药剂学理论和概念得到验证、巩固和充实，为进行药物制剂的生产、工艺改革和新制剂与新剂型的创新研究以及指导临床正确合理使用药品打下坚实基础；④培养学生的实验观察和动手能力，实事求是的作风，科学的思维方法，使学生具有实验设计的初步能力，为今后从事科研和生产打好基础。

本教材通过优化、重组、整合药剂学实验教学内容，努力做到加强基础，拓宽知识，培养能力，激励个性，全面发展，提高素质。本书的特点是：

(1) 本教材在各参编院校历年开设的药剂学实验基础上，参考相关药剂学实验教材和文献编写而成。所列实验内容均为各参编院校实际开设的药剂学实验，具有较高的参考价值。

(2) 本教材分成4个模块：常用仪器的使用、验证性实验、综合设计性实验和研究创新性实验，构建分层次、多模块、相互衔接的药剂学实验教学体系。

(3) 本教材坚持教学与科研相结合，加强学生科研思维与创新精神的培养，教学资源和科研资源叠加使用；教学内容注重理论与实践相结合，传统与现代相结合，课内实验与课外实验相结合，基本训练与创新训练相结合。

(4) 本教材主要供教师在指导学生实验时作参考之用。书中实验内容较多，在各内容项下收载 1 个以上制剂品种，各院校可根据具体情况自行选做，实验具体用量亦可酌情增减。

本实验教材在编写过程中得到了各位编委的大力协助和支持，使本教材的编写工作得以顺利完成，在此为大家的辛勤付出表示诚挚的感谢。

本教材适用于各院校药学类各专业的本科与专科学生，也可用作从事药物制剂研究与开发的科技人员参考书。

限于编者的水平，本教材难免存在不足之处，敬请读者批评指正。

编 者

2016 年 9 月

目　　录

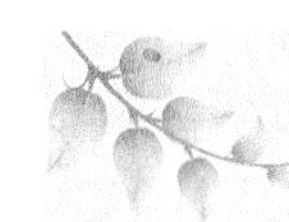

第一部分　常用仪器的使用

实验1　实验用安瓿熔封机的使用

一、仪器简介

实验室用RF-1型安瓿熔封机可对1～20 ml规格的安瓿瓶及试管进行熔封作业，采用石油液化气为燃料，火焰均匀、熔封速度快，工作效率较高，适合学校、科研单位、医院实验室等机构使用。

二、组成与构造

RF-1型安瓿熔封机由控制箱和熔封台两部分组成，如图1-1所示。熔封台有一双头旋塞，两个喷火口。双头旋塞一头连接液化气源，一头连接控制箱，输出助燃气体与燃气混匀。

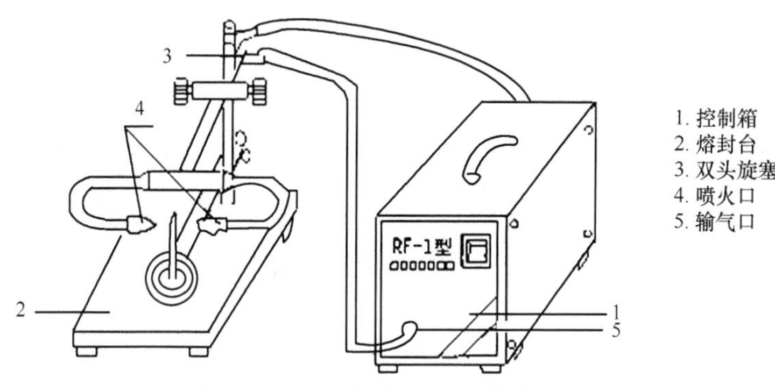

图1-1　RF-1型安瓿熔封机构造示意图

三、使用方法

(1) 连接好燃气管、助燃气管道，关闭控制箱电源，关闭燃气阀门、助燃气旋阀门。

(2) 将空安瓿瓶放置托盘上，调节托盘位置，使安瓿瓶处于喷火口中心点，熔封高度适宜。

(3) 缓慢开启燃气旋塞阀门，点燃喷火口。

(4) 控制箱接通电源，缓慢开启助燃气旋塞阀，调节助燃气流直至两个喷火口发出细长蓝色火焰。

(5) 将灌好药液的安瓿瓶放置于托盘上，位于火焰的中心，左手徐徐地均匀转动瓶子，待烧至软化时，右手用镊子夹住安瓿瓶顶端向上拉断，即可熔封。

(6) 实验结束后必须先关闭控制箱电源及助燃气旋塞阀门，而后关闭燃气阀门。

四、使用注意事项

(1) 点火前，燃气管必须连接好，不能有泄漏，以免发生事故。

(2) 点火时，必须先关闭助燃气阀门，缓慢开启燃气阀门点燃喷火口，再开启助燃气阀门调节火焰。

(3) 开启燃气旋塞及助燃气旋塞时应注意速度要缓慢均匀，不可过快，以免发生事故。

(李晓芳)

实验2 手工胶囊填充板的使用

一、仪 器 简 介

手工胶囊填充板采用优质的透明有机玻璃板加工而成，仿机械排列设计，排列速度快、自动排列率高；可实行整板排列、整板灌装、整板锁合，锁合速度快、合格率高，比传统胶囊填充板提高工效10倍以上；可避免用手直接接触胶囊和药粉，可有效解决药粉装量差异的难题，而且药物损耗少，是目前国内较理想的胶囊手工填充器械，适用于科研院校、实验室、医院制剂室等生产小批量胶囊剂。

二、胶囊板组成

手工胶囊填充板由胶囊导向排列盘1块、帽板1块、体板1块、中间板1块、刮粉板1块组成，如图2-1所示。

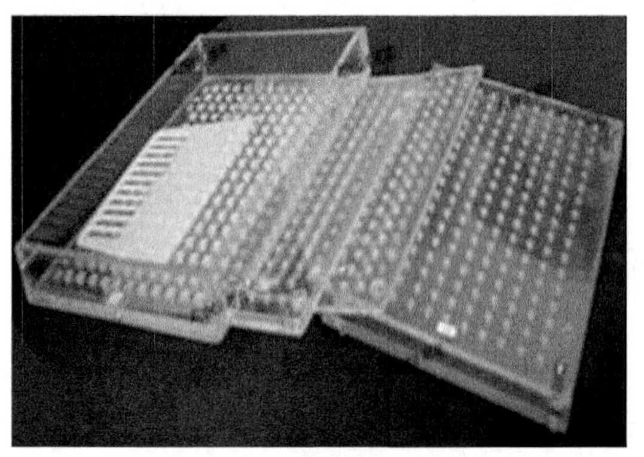

图2-1 手工胶囊填充板外观图

三、胶囊板的使用方法

(1) 体板平整放好，将排列盘放在体板上，排列盘和体板的孔对齐，将适量胶囊体放入排列盘内，端起体板和排列盘上下/左右晃动(注意用手挡住排列盘的缺口，以免胶囊从缺口掉出来)，胶囊会一一掉入体板胶囊孔中，然后从缺口倒出多余胶囊，把排列盘拿掉。

(2) 胶囊帽的排列与胶囊体的排列操作相同，用同样方法将胶囊帽排到帽板上。

(3) 往体板上填充：将药粉倒在体板上，用刮粉板帮助填充，待胶囊装满药粉后，刮去体板上多余药粉。

(4) 将中间板两边有缺口的面朝上，放到帽板上对齐，然后两板一起翻过来(翻转 180°)，扣到体板上对齐，轻轻压下去，再翻转整套胶囊板使体板向上，帽板朝下，用双手在体板上用力向下压到底。拿掉体板，将中间板和帽板再一起翻过来，拿掉帽板，将锁好的胶囊从中间板上倒出。

四、使用注意事项

(1) 胶囊板由有机玻璃制成，受热容易变形，使用前后洗净置阴凉处晾干，不可加热烘干。

(2) 填充时台面保持干净整洁，胶囊板与胶囊壳不得沾水。

(李晓芳)

实验 3　实验滴丸机的使用

一、仪 器 简 介

DWJ-2000S3 实验滴丸机是采用全方位双层保温箱体，直观双层玻璃门，造型美观大方，占地面积小，操作方便，是药业生产企业和大专院校、医药研究所等进行滴丸剂实验、研究的必要设备。

二、组成与构造

DWJ-2000S3 实验滴丸机的工作电压 220 V、功率 1.0 kW、滴罐容量 600 ml、滴丸质量 5～70 mg、搅拌速度 0～1400r/min、外型尺寸 600mm×600mm×1900 mm、质量 100 kg。DWJ-2000S3 实验滴丸机由五大系统组成(图 3-1)。

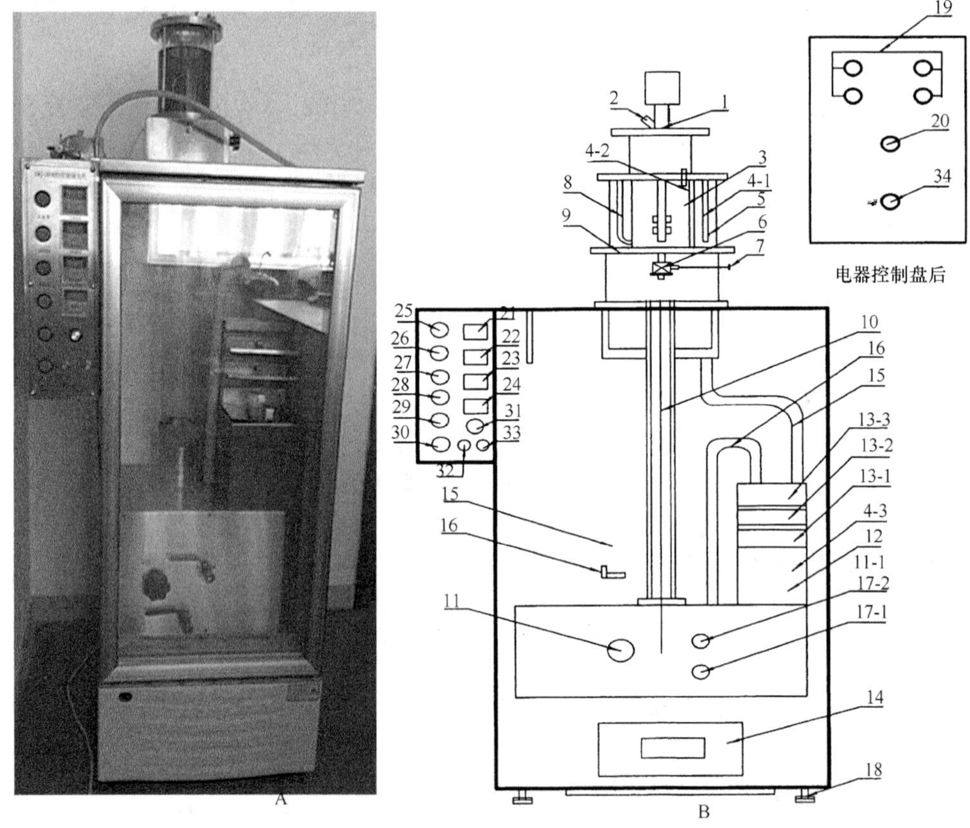

图 3-1 DWJ-2000S3 实验滴丸机

A. 外观图；B. 平面示意图

1. 搅拌电机；2. 投料口；3. 滴罐内层；4. 热电偶（4-1 测量油浴温度；4-2 测量药液温度；4-3 测量制冷温度）；5. 导热油；6. 滴头连接螺纹；7. 滴头开关及滴制速度手柄；8. 油浴加热器；9. 滴盘加热器；10. 冷却柱；11. 冷却液调整开关；12. 油箱；13. 过滤网（13-1 过滤小丸杂质；13-2、13-3 交替抽样滴丸）；14. 制冷机组 15. 溢流管；16. 出油管；17. 放油口（17-1、17-2 放油阀）；18. 调节腿垫；19. 四个航空插头；20. 照明灯开关 21. 药液温度；22. 油浴温度；23. 滴盘温度；24.制冷温度；25. 总电源；26. 油浴加热；27. 滴盘加热；28. 制冷 29. 搅拌；30. 油泵；31. 搅拌调速；32. 真空；33. 气压；34. 进出气管孔

1. 双层耐高温透明滴液罐 由双层透明保温加热层、导热油、加热器、热电偶、滴头开关、搅拌系统等组成。

作用：保证药液在滴制过程中药液温度无变化，并同时对储存在滴灌的药液进行搅拌，使操作者能观察到药液在双层耐高温透明滴液罐中的变化，得到有效的、准确的实验数据。

2. 动态直观滴制系统 由透明冷却柱、溢流管、冷却油循环系统、集粒过滤箱、油泵、油箱等组成。

滴液罐内的药液通过操作滴制速度手柄由滴头滴入到冷却剂中，液滴在表面张力作用下由液态经逐渐冷却收缩成丸。操作者可通过透明冷却柱观察到滴丸在成型过程中的变化。经过冷却成型的滴丸通过出粒管被输出到集丸过滤箱内，可不定时地进行抽样观察。过滤箱分为三层，上两层为抽样或集丸用，最下层为过滤小粒用，以保证冷却油在溢出小粒和杂质。

3. 制冷系统 为了保证滴丸的圆整度，使冷却液形成温度的梯度分布，该机采用了无氟环保制冷机组，控制箱体内冷却液的温度，保证了滴丸的顺利成型。

4. 气动系统 主要为了在黏度不同的药液滴制时采用气压和真空微调滴速，以保证丸重达到需要的标准。

5. 电器控制系统 设备面板上设有电器操作盘和各参数显示仪；各项参数设置方便，操作简单直观。

三、操作步骤

(1) 检查与滴丸机连接的电源是否是 220 V，并同时接通气源。

(2) 关闭滴头开关(图 3-1B 中指示 7)(关→开)。

(3) 油箱(图 3-1B 中指示 12)内加入 12 kg 冷却液。

(4) 打开“总电源(图 3-1B 中指示 25)”开关(向里按)，接通电源。

(5) 将“药液温度(图 3-1B 中指示 21)”、“油浴温度(图 3-1B 中指示 22)”、“滴盘温度(图 3-1B 中指示 23)”和“制冷温度(图 3-1B 中指示 24)”显示仪的温度，调节到所要求的温度值。

(6) 启动油泵开关(图 3-1B 中指示 30)并同时调整旋钮(图 3-1B 中指示 11)，达到适合滴制的冷却油液位。

(7) 按下“制冷”开关(图 3-1B 中指示 28)，启动制冷系统。

(8) 按下“油浴”开关(图 3-1B 中指示 26)，启动加热器，为滴罐夹层内的导热油进行加热。

(9) 按下“滴盘加热”开关(图 3-1B 中指示 29)，启动加热盘为滴盘进行加热保温。

(10) 当设备达到工作要求时，打开滴液罐上方的加料口(图 3-1B 中指示 2)。(注：加料口是螺纹连接，顺时针旋转为关，逆时针旋转为开)加入熔好的药液后，关闭加料口。

(11) 药液温度是靠油浴温度和滴盘温度影响的，当药液温度到达所需温度时，在滴制开关和冷却柱上口处放好隔板，防止滴头因失手掉入冷却柱中。同时将滴头用开水浸泡 2 分钟后，取出擦干后装入滴罐下方的滴头连接螺纹。

(12) 一切工作准备完毕后(即制冷温度、油浴温度、药液温度、滴盘温度显示为要求值)，方可进行滴制工作。

(13) 缓慢扭动滴罐下的滴制速度手柄(图 3-1B 中指示 7)，打开滴头开关，调节到理想的滴制速度，开始进行滴制，并同时通过(图 3-1B 中指示 13-2、13-3)交替抽样检查丸重、丸型，以便更好地调整滴制(注：如因箱体内光线暗，可打开电器控制盘后方照明灯的开关，箱体内的照明灯开始工作)。

(14) 清洗打开加料口，将准备好的热水(≥80℃)加入滴罐内，并同时打开搅拌，进行清洗。在滴头开关与冷却柱上口处放好接水盘，接水盘出口下方放好节水杯，打开滴头开关，将热水从滴头排出。如此反复几次，至滴液罐洗净为止(注：在清洗滴罐时，将接水盘放好，以防热水流入冷却柱内，影响或破坏冷却剂的纯度)。

(15) 当滴制清洗完毕后，依次关闭搅拌、制冷、油泵、滴盘加热、总电源，并拔下电源插头。

(16) 打开箱体门，抽出集粒过滤网，将滴丸取出，擦干(或甩干)即可。

(17) 将集粒过滤网放回原处，清理好箱体内的卫生，关闭箱体门。

(18) 清理好设备表面和工作现场卫生。

四、注 意 事 项

(1) 操作步骤 8、9 项在第一次加热时，应将两者温度显示仪先设置到 40℃，当加热达到 40℃时，温度显示仪停止工作，停留 10 分钟左右，再把温度显示仪上的数字调到所需温度进行加热，直到温度达到要求。

(2) DWJ-2000S3 滴丸实验机正面上方的有机玻璃和冷却柱有机玻璃请勿用乙醇或其他有机溶剂擦拭，以免损坏。

(田　燕)

实验 4　澄明度检测仪的使用

一、仪 器 简 介

可见异物系指存在于注射剂、眼用液体制剂和无菌原料药中，在规定条件下目视可以观察到的不溶性物质，其粒径或长度通常大于 50μm。注射剂、眼用液体制剂应在符合药品生产质量管理规范(GMP)的条件下生产，产品在出厂前应采用适宜的方法逐一检查并同时删除不合格产品。临用前，需在自然光下目视检查(避免阳光直射)，如有可见异物，不得使用。

可见异物检查法有灯检法和光散射法，一般常用灯检法。灯检法不适用的品种，如用深色透明容器包装或液体色泽较深(一般深于各标准比色液 7 号)的品种可选用光散色法；混悬型、乳状液型注射液和滴眼液不能使用光散射法。灯检法一般使用澄明度检测仪检查。该仪器采用药典规定的专用三基色照度连续可调荧光灯和电子镇流器组成的光源系统，背景采用了遮光板、黑色背景、检测白板以提高目测分辨能力，并减小视觉疲劳。

二、组成与结构

不同厂家、型号的澄明度检测仪会略有不同，但其基本组成与结构如图 4-1 所示。

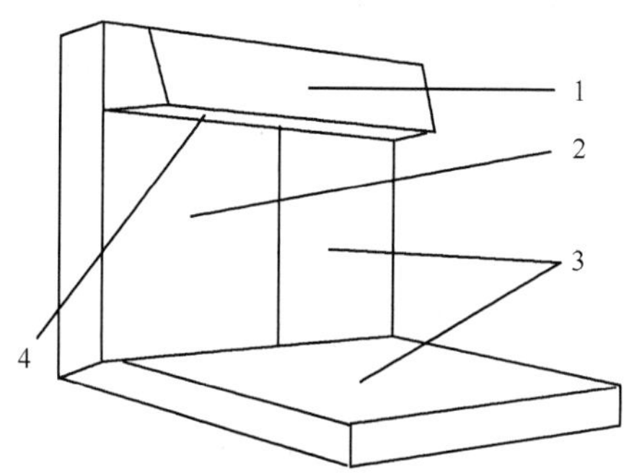

图 4-1　澄明度检测仪结构图

1. 带有遮光板的日光灯光源(光照度要在 1000～4000lx 范围内调节)；2. 不反光的黑色背景；3. 不反光的白色背景和底部(供检查有色异物)；4. 反光的白色背景(指遮光板内侧)

三、使 用 方 法

(1) 打开澄明度检测仪电源开关，并检查灯管的发光情况是否正常，等待几分钟后待发光灯管光照强度稳定后再进行下一步操作。

(2) 暗室中(关闭灯光)打开测光盒和测光器电源，使测光器一面朝向光源，沿着伞棚边缘不同平行位置移动测光器，观察光照强度指示屏读数，使各位置读数均在适合待测物光照强度的规定范围内。无色透明容器包装的无色供试品溶液，检查时被观察供试品所在处的光照度应为 1000～1500lx；透明塑料容器、棕色透明容器包装的供试品或有色供试品溶液，光照度应为 2000～3000lx；混悬型供试品或乳状液，光照强度应增加至约 4000lx。

(3) 关闭测光器电源，并盖上测光盒上盖。

(4) 按规定要求取供试品，除去容器标签，擦净容器外壁后进行检测。

(5) 将供试品置遮光板边缘处，在明视距离(指供试品至人眼的距离，通常为 25cm)内，分别在黑色和白色背景下，手持供试品容器颈部，使药液轻轻翻转(但应避免产生气泡)，目视检查，重复观察，总检查时限为 20 秒。供试品装量每支(瓶)在 10ml 及 10ml 以下的，每次检查可手持 2 支(瓶)。50ml 或 50ml 以上大容量注射液按直、横、倒三步法旋转检视。供试品溶液中有大量气泡产生影响观察时，需静置足够时间至气泡消失后检查。

(6) 检视完毕后，关闭仪器电源，并做好仪器的清洁卫生工作。

四、注 意 事 项

(1) 该仪器使用前一定要检查电源插座的地线是否可靠接地，检品盘内若有药水应及时清除，以防流入电器箱内造成其他事故。

(2) 打开电源开关后，若灯管不亮请首先检查电源及保险管。

(3) 应在避光室内或在暗处进行检测。

(4) 供试品溶液的容器(如不透明、不规则形状容器等)不适于检测，需转移至专用玻璃容器中时，均应在100级的洁净环境(如层流净化台中)操作。

(5) 每次使用完毕，应立即清洁仪器，清理灯箱内壁必须使用毛刷。

(蔡 铮)

实验5 脆碎度检查仪的使用

一、仪 器 简 介

片剂的生产、运输等过程中不可避免地会受到震动或摩擦作用，这些因素可能造成片剂的破损，影响应用。片剂脆碎度是指片剂在规定的脆碎度检查仪圆筒中滚动100次后减失质量的百分数，用于检查非包衣片剂的脆碎情况及其物理强度，如压碎强度等。片剂脆碎度反映片剂的抗磨损震动能力，也是片剂质量标准检查的重要项目。脆碎度检查仪是一种检查片剂脆碎度的专用仪器，采用微处理器对仪器进行控制。脆碎度检查仪具有计时、计数暂停、重复及复位等功能。

二、组成与构造

脆碎度检查仪内径约286mm，深度约39mm，内壁抛光，一边可打开的透明耐磨碎料圆筒。筒内有一自中心轴套向外壁延伸的弧形隔片(内径为80mm±1mm，内弧表面与轴套外壁相切)，使圆筒转动时，片剂则产生滚动(图5-1)。圆筒固定于同轴的水平转轴上，转轴与电机相连，转速为(25±1)r/min。每转动一圈，片剂滑动或滚动至筒壁或其他片剂上。

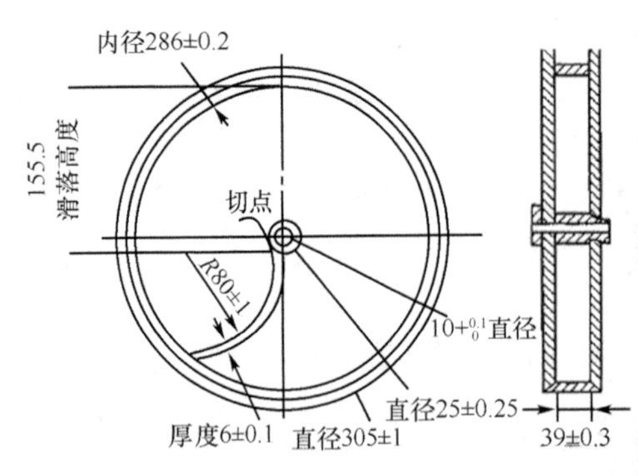

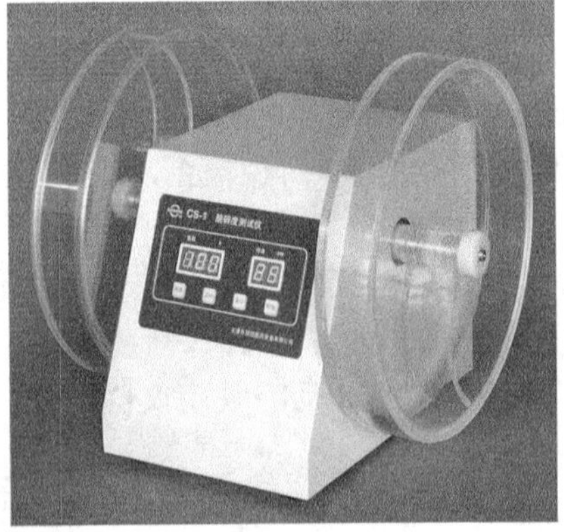

图5-1 片剂脆碎度检查仪

三、使用方法

1. 仪器的调试　试验前应调节仪器的转速为(25±1)r/min，设定试验时间为4分钟，即圆筒转动的总次数为100次。

2. 供试品的取用量　片重为0.65g或以下者取若干片，使其总重约为6.5g；片重大于0.65g者取10片。

3. 检查法　用吹风机吹去脱落的粉末，精密称重，置脆碎度检查仪圆筒中，转动100次。取出，同法除去粉末，精密称重。

4. 结果与判定

(1) 未检出断裂、龟裂及粉碎的供试品，且其减失质量不超过1%，判为符合规定。

(2) 减失质量超过1%时，但未检出断裂、龟裂及粉碎的供试品，应另取供试品复检2次。3次的平均减失质量不超过1%，并未检出断裂、龟裂及粉碎的供试品，判为符合规定。3次的平均减失质量超过1%，判为不符合规定。

(3) 如检出断裂、龟裂及粉碎的供试品，即判为不符合规定。

四、注意事项

1. 如供试品的形状或大小使片剂在圆筒中形成不规则滚动时，可调节圆筒的底座，使与桌面成约10°角，试验时片剂不再聚集，能顺利下落。

2. 对于形状或大小在圆筒中形成严重不规则滚动或特殊工艺生产的片剂，不适于本法检查，可不进行脆碎度检查。

3. 对易吸水的制剂，操作时应注意防止吸湿(通常控制相对湿度小于40%)。

(卫世杰)

实验6　崩解仪的使用

一、仪器简介

崩解仪主要用于检查片剂、胶囊剂及丸剂等口服固体制剂在规定条件下的崩解情况。ZB-1E型智能崩解仪是根据《中华人民共和国药典》(2015年版，四部)(后简称为《中国药典》)中崩解时限检测法的有关规定而研制的药检仪器，该仪器的主要技术指标也符合《美国药典》、《英国药典》及《日本药局方》中关于崩解时限检测的相关标准。

ZB-1E型智能崩解仪采用单片微型计算机控制系统，通过集成温度传感器对水浴温度进行恒温控制，通过两个同步电机带动两组吊篮做升降运动，并对它们的运动时间分别进行控制，可分别独立进行崩解试验。仪器自动预置温度为37.0℃，时间为15分钟，并可随时重新设定预置温度和时间，当预置时间到时，吊篮停在最高位置，便于装取吊篮及烧杯。当设定的检测过程结束时，或检测、控制系统发生故障时，以及水温超高超低时，该仪器均能发出声光警示信号，并具有自动保护功能。

二、组成与构造

ZB-1E 型智能崩解仪主要包括主机(包含单片机、温度传感器、电机、加热器、水浴槽、烧杯、显示窗、吊篮杆等)、能升降的金属支架和下端镶有金属筛网的吊篮(附有可移出的塑料挡板)等主要部件(图 6-1)。

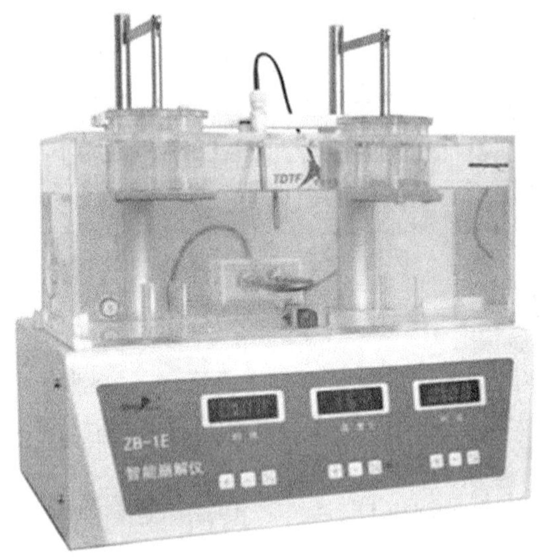

图 6-1 ZB-1E 型智能崩解仪

金属支架上下移动距离为 55mm±2mm，往返频率为每分钟 30—32 次。吊篮主要由 6 根玻璃管(长 77.5 mm±2.5 mm，内径 21.5 mm，壁厚 2 mm)，2 块透明塑料板(直径 90 mm，厚 6 mm ，板面有 6 个孔，孔径 26 mm)，1 块不锈钢板(直径 90 mm，厚 1 mm，板面有 6 个孔，孔径 22 mm)，1 张不锈钢丝筛网(直径 90 mm，筛孔内径 2.0 mm)，以及 1 根不锈钢轴(长 80mm)组成(图 6-2)。挡板为一平整光滑的透明塑料块，相对密度 1.18～1.20，直径 20.7 mm±0.15 mm，厚 9.5 mm±0.15 mm。挡板共有 5 个孔，孔径 2 mm，中央 1 个孔，其余 4 个孔距中心 6 mm，各孔间距相等，挡板侧边有 4 个等距离的“V”形槽，“V”形槽上端宽 9.5 mm，深 2.55 mm，底部开口处的宽与深度均为 1.6 mm(图 6-3)。

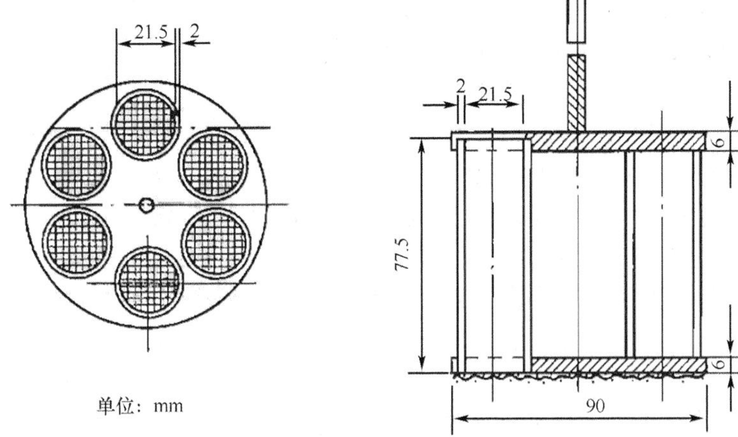

图 6-2　吊篮结构示意图

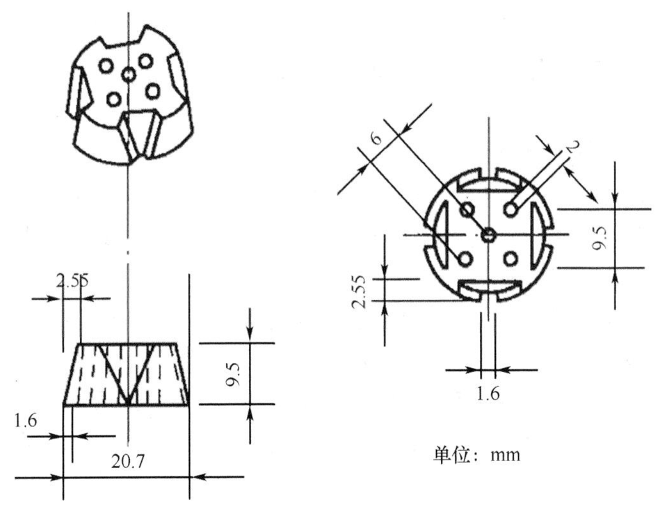

图 6-3　塑料挡板结构示意图

三、使 用 方 法

1. 开机　确认水浴槽已注水到规定高度后打开电源，温度显示窗显示当前的温度修正值约 5 秒后，恢复显示实测水温值；左右时间显示窗显示“0：00”；气泵开始工作，水浴槽内砂块冒出气泡，仪器处于待机状态。

2. 温度预置与控温

(1) 仪器自动设定预置温度为 37.0℃。按一下温控的“+”或“−”键，可显示 4 秒钟的预置温度值以供观察，然后重新显示实测水温。需要改变预置温度值时，先按一下“+”或“−”键使显示出预置值，接着每按一下“+”或“−”

键，可增加或减少 0.1℃，持续按下该键，可快速增减。预置温度可在 5～40℃范围内任意设定，但设定值应高于室温。设定完毕 4 秒钟后，将重新显示实测水温。

(2) 若设定的预置温度确认无误，按一下温度的“启/停”键，加热指示灯亮，仪器进入加热控温状态，水浴温度逐渐升至预置温度并保持恒温。加热指示灯指示加热器的工作状态(亮表示加热)，温度窗则显示实测水温。在控温状态，若再按一下“启/停”键，则仪器关闭加热器并退出控温状态。

(3) 当水浴温度达到预置温度并稳定于恒温状态后，方可开始试验。若实测烧杯内液体温度比显示温度偏低，可适当提高预置温度值。无论是否在控温状态，可随时重新设定预置温度值。

(4)温度修正：若仪器显示的实测水温与用标准温度计测温的读数有差别，可进行温度修正，具体方法如下。

1) 设定水浴温度为 37℃，启动控温。在水浴温度达到设定值半小时以后，用标准温度计测量水浴温度(精确到小数点后一位数)；

2) 双键进入温度修正状态(即同时按下温度窗下的“＋”和“−”键，温度窗闪烁显示此刻的测温值，再用温度窗下的“＋”或“−”键将温度窗显示值修改为与标准温度计实测读数相同；

3) 等待约 10 秒钟后，系统自动退出温度修正状态(显示闪烁停止)，温度窗恢复显示实测温度值(应与标准温度计读数相同)，并将新的修正值存入系统中，关机后下次开机仍然有效。

3. 时间预置与控制　该仪器具有左、右两组吊篮，可分别独立进行崩解试验。与之相对应的左、右两个时间窗可分别显示出各自的试验实时或预置时间。通过时间控制的“+”、“−”、“启/停”键可进行时间的预置和试验的各种操作。

(1) 仪器自动设定预置时间为 15 分钟。按一下“+”或“−”键，时间窗显示出预置时间为“0：15”，持续 4 秒钟后重新显示为“0：00”。

(2) 若需重新设定预置时间，先按一下“+”或“−”键使显示预置时间，接着每按一下“+”或“−”键，可增或减 1 分钟；持续按下可快速增减。显示的预置时间可在 0～9：59 范围内循环改变。设定完毕 4 秒钟后重新显示“0：00”(待机状态)。

(3) 在待机状态，按时间控制的“启/停”键，吊篮开始升降运动，仪器进入计时工作状态，时间显示窗显示为已进行的试验时间。当预置时间到，吊篮自动停在最高位置，计时器停止计时，显示出的试验时间即等于预置时间，同时蜂鸣器发出 30 秒钟的断续鸣响(按一下“启/停”键可停止鸣响)。若要进行下次试验，按一下“启/停”键，计时工作状态将重新开始。

4. 准备溶液　按升降键，使吊臂停止在最高位置，以便装取烧杯和吊篮。将各烧杯分别注入所需的试验溶液，然后装入水浴槽杯孔中；再将各个吊篮分别放入烧杯内，并悬挂在支臂的吊钩上。注意：此时杯外水位不应低于杯内水位，否则应补充水浴箱中的水量。

5. 崩解试验

(1) 水浴温度稳定在预置温度值后即可进行崩解试验。

(2) 将供试品放入吊篮的各个试管内，必要时放入挡板(注意排出挡板下面气泡，以免其浮出液面)；然后按时间控制的“启/停”键启动吊篮升降。观察各吊篮玻璃管中供试品的崩解状况。试验时间到后，吊篮自动停止在最高位置。

6. 结束试验　关闭电源，从水浴槽中取出烧杯与吊篮，处理溶液，清洗干净，收置备用。

四、注 意 事 项

(1) 水浴槽中无水时，严禁启动加热，否则会损坏加热器。

(2) 主机箱后方、水浴槽上方有连接塑料管的尼龙单向阀，防止水槽中的水虹吸倒流，不可接反(接反亦无气泡产生)。

(3) 崩解试验完毕，关闭电源开关。长时间不用仪器，应拔下电源线插头。

(何　宁　张纪兴)

实验 7　溶出试验仪的使用

一、仪 器 简 介

药物溶出试验仪(简称溶出仪)是专门用于检测固体制剂(如片剂或胶囊等)的溶出度。它能模拟人体的胃肠消化运动过程，配合紫外分光光度计检测药物制剂的溶出度。这是一种控制药物制剂质量的体外检测方法，已广泛应用于药物的研究、生产和检测。

二、组成与构造

药物溶出试验仪是一种由微机控制的机电一体化试验设备，主要由电动机、恒温装置、转篮、搅拌桨、溶出杯及杯盖等组成。ZRS-8G 智能溶出试验仪采用六杯一字排列的结构形式，质量性能符合《中国药典》的要求。主要技术参数为：转杆转速控制范围 25～200r/min，水浴控制范围室温～45.0℃，计时累计时间最长 99 小时 59 分钟，最多 9 个不同的取样周期。

三、使 用 方 法

1. 接通电源　按开机座右侧电源开关。此时，该电源开关上的指示灯应亮，机头前面板上的三个显示窗均亮：转速显示“000”；温度显示实际水温值；“计时状态指示灯”亮，时间显示为“00：00”。

2. 安装溶出杯

(1) 仰起机头，将已清洗干净的各个玻璃溶出杯放入水浴箱的各孔中，并用压块压住。

(2) 使机头回到水平位置，将 6 根转杆倒置，由上向下插入机头的各轴孔中，从下面伸出，指向杯口。

(3) 利用中心盖检查每个溶出杯是否与转杆同心。若不同心，则可用杯口旁的三个偏心轮调整溶出杯在杯孔中的同心位置，使之同心，并固定偏心轮。最后复检一遍各杆与溶出杯的同心度，合格后将各转杆取下。

(4) 向后仰起机头，取出一个溶出杯，并从该杯孔处向水浴箱内注入纯化水，使水位达到红色标线，再装入取下的溶出杯。

3. 安装调整转杆

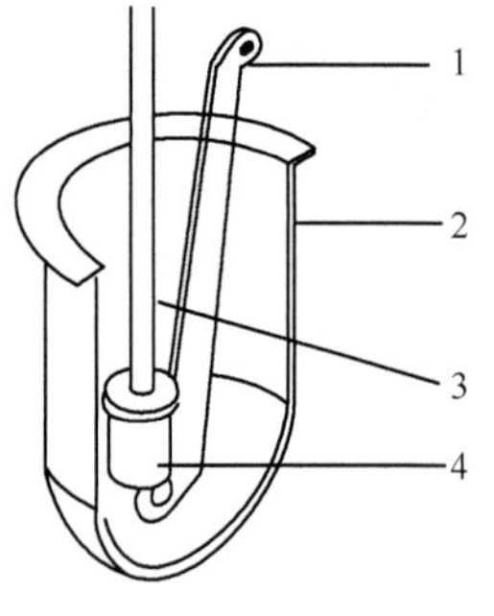

图 7-1 转杆安装示意

1. 测量钩；2. 溶出杯；3. 篮杆；4. 网篮球

(1) 安装转杆(以篮杆为例)

1) 仰起机头，将 6 根篮杆由下向上分别插入机头下部各轴孔中，上端伸出机头 10cm 左右。用手指捏住网篮开口的端部，轻轻推入篮杆下端的三爪卡簧内。

2) 使机头恢复水平位置，取出 6 只离合器，逆时针拧松离合器上部轮母，将离合器带有小柱一端朝下，从上端套入各篮杆，下移至压住同步齿轮。

(2) 调整转杆

1) 取测量钩，将钩的定高环(25mm 或 15mm 直径)逐次放入各个杯内至杯底中心，如图 7-1 所示。

2) 垂直向下压转杆顶端，使网篮底部或桨叶底部接触测量钩的定高环的顶部，顺时针旋紧离合器上部轮母，使离合器能夹住转杆。然后向上提起转杆，离合器随同转杆被提起，此时再用一只手握住离合器下部，另一只手顺时针旋紧离合器上部轮母。

3) 垂直向下压转杆顶端，转杆连同离合器一同下移，直至离合器下部压住同步齿轮为止。此时，网篮底面或桨叶底部距溶出杯底为药典规定高度(25±2mm，小杯法为 15±1mm)。

4. 注入溶出介质 仰起机头，向溶出杯内注入所需溶剂，盖好保温盖(水浴箱内循环水液面高度应略高于溶出杯内溶剂的液面)。

5. 水浴恒温控制　前面板上温度显示与操作按键如图 7-2 所示。接通电源，打开仪器电源开关。片刻后，温度显示窗即显示水浴的实测温度值。

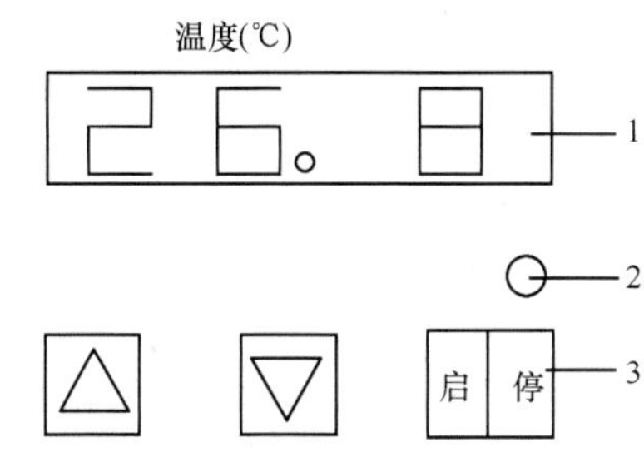

图 7-2 温度显示与操作

1. 温度显示窗；2. 温控状态指示灯；3. 按键

(1) 设定预置温度

1) 按一次[△]或[▽]键，温度显示窗将显示 4 秒钟的上次预置温度值，而后重显示实测水温值。

2) 使用[△]或[▽]键可设定恒温水浴的预置温度：按一次[△]或[▽]键，使显示上次的预置温度，接着每按一次[△]键将增加 0.1℃，一直按住该键可快速增加；同样，用[▽]键可使预置温度减少。设定完毕 4 秒钟后，显示窗又重显当前的实际水温。

3) 每次设定的预置温度将自动存储于机内，以后开机仍然有效。

(2) 启动/停止恒温控制

1) 按一次[启/停]键，"温控状态指示灯"亮，水浴开始循环；2 分钟后，水温开始上升，直至达到预置温度，并保持恒定。

2) 再按一次[启/停]键，"温控状态指示灯"灭，随即停止加热；2 分钟后，水温循环停止。

3) 在温控状态，也可随时检查或重新设定预置温度。

6. 转杆转速　控制前面板上转速显示窗与操作按键如图 7-3 所示。按键用法及显示窗、状态指示灯的显示方式与"5.水浴恒温控制"相同，区别只是针对转速控制而言。

7. 时间控制　前面板上时间显示窗与操作按键如图 7-4 所示。

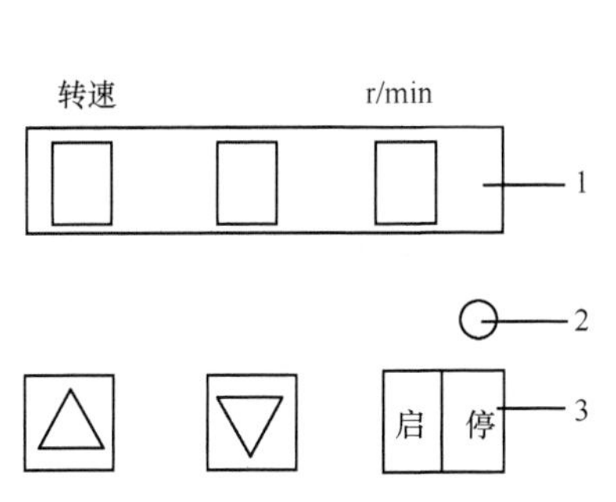

图 7-3 转速显示与操作

1. 转速显示窗；2. 运行状态指示灯；3. 按键

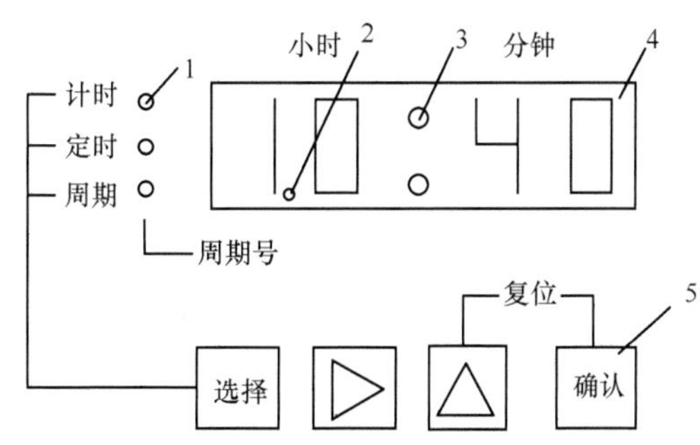

图 7-4　时间显示与操作

1. 时间状态指示灯；2. 周期序号标志；3. 秒信号指示灯；4. 时间显示窗；5. 按键

(1) 时间状态定义及转换

本仪器的计时器可分别工作在三种独立的工作状态：

1) 计时状态：试验运行时间累计，正计时显示方式。方便操作者观察试验进度。

2) 周期状态：可预置最多九个不同的取样周期时间，试验过程中依次提供“取样提示信号”，倒计时显示方式。

3) 定时状态：可定时自动开机预热水浴并达到恒温，也可定时自动关机终止试验，以节省等待时间，倒计时显示方式。

4) 时间状态转换：按住[选择]键，时间状态按“计时—定时—周期—计时”顺序循环转换，在对应某指示灯亮起时，释放该键，即选中某时间状态。

(2) 计时状态操作

1) 起始状态：时间窗显示“00：00”。

2) 运行：当转杆启动运行，“秒信号指示灯”开始闪亮，时间显示从零开始正计时；当转杆停止运行，“秒信号指示灯”恒亮不闪，计时停止；当转杆再运行时，计时显示继续累加。最长计时时间为 99 小时 59 分钟。

3) 复位：同时按下[△]和[确认]键，可使计时显示返回起始状态“00：00”。无论转杆是否运行，皆可进行复位操作。

(3) 周期状态操作

1) 起始状态：时间窗显示为“1.X：XX”，左起第一位右下角的“周期序号标志”亮，表示该位数字 1 指第 1 号取样周期；其他三位数字为该周期的预置时间：左起第二位数为“小时”，第三、四位数为“分钟”。周期状态可预置最多 9 个不同的取样周期时间；每个取样周期最长为 9 小时 59 分钟。

2) 检查各序号周期：按[确认]键(每次间隔不超过 4 秒)，可循环显示 1～9 号周期的预置时间。任一周期显示超过 4 秒，将重新返回起始状态(第 1 号周期)或当前正在执行的周期。

3) 设定预置时间：按以下步骤操作。

A. 选周期号：按[确认]键，选择须设定的周期号，并在 4 秒钟内接着进行下步操作。

B. 选预置位：按[▷]键选择某个时间位，选中位的数字闪亮。每按一次[▷]键，按“小时—十分—分”位顺序循环闪亮。只要某位数字在闪亮，表示进入“时间预置状态”。

C. 设定预置数：按[△]可使正在闪亮的数字从 0～9 循环改变，请选择需要的数字。

D. 重复 B、C 步骤，设定其他位的数字。

E. 按[确认]键，退出“时间预置状态”(各位数字均恒亮而不闪)。必须按[确认]键退出当前的“时间预置状态”，新的预置时间才有效，也才可执行其他的操作和显示。

F. 重复以上 A～E 步骤，同样可设定其他周期号的预置时间。预置完毕 4 秒钟后，自动返回起始状态或当前执行周期。

4) 运行及取样信号：周期状态的运行受控于转杆的运行与否。转杆启动运行，秒信号指示灯闪亮，倒计时显示剩余取样时间；转杆停止运行，秒灯不闪，倒计时也暂停。当预置的取样时间到，仪器发出取样提示信号：倒计时显示“X.0：00”，并伴有六声鸣笛。表示第 X 号周期的取样时间到了。此后，显示下一序号周期的取样时间，顺序执行。当执行完最后一个周期，时间显示停于“X.0：00”，而与转杆的继续运行与否无关。

5) 复位：最后一个周期执行完毕，或在某一周期执行中(转杆运行或停止)，均可同时按[△]和[确认]键使周期状态“复位”：时间显示重新返回起始状态(第 1 号周期)。

6) 约定

A. 周期状态开始运行以后，也可随时检查或修改任一周期号的预置时间。还未执行的周期将按新修改时间执行的；已执行过的周期新改时间下次试验有效；对当前正在执行的周期，若新改时间长于已执行时间则有效，短于则无效。若作修改，必须按[确认]键退出“时间预置状态”。

B. 若只设定第 1 号周期取样时间(其他周期号时间均设为零)，则试验中将周期性重复发出取样提示信号。否则，将按各周期的不同预置时间顺序发出取样提示信号。

C. 对于多个预置周期的情形，若将其中某一个或几个周期号的预置时间修改为零，则执行时将跳过这些周期号(当前周期除外)。

D. 各序号周期的预置取样时间自动存储于机内，以后开机仍有效。

8. 溶出试验

(1) 当溶出杯内溶剂温度稳定于规定值时，方可开始溶出试验。

(2) 选择计时状态或周期状态。或按[复位]键使之回复起始状态。

(3) 将供试品投入溶剂中，盖好杯盖。对于篮法，须仰起机头，将供试品放入网篮并安装好，再放下机头，盖好杯盖。

(4) 立即按转速[启/停]键，启动转杆运行。

9. 取样　取样时间到，用注射器配相应的弯针头、针垫，从杯盖上取样孔插入杯内抽取样品。弯针头、针垫的设计使得针头端部处于药典规定的取样点位置。如图 7-5 所示。桨法配套的针头、针垫用法：A 为 900ml 用薄垫短弯针头；B 为 1000ml 用厚垫短弯针头；C 为 500ml 用薄垫长弯针头；D 为 600ml 用厚垫长弯针头。

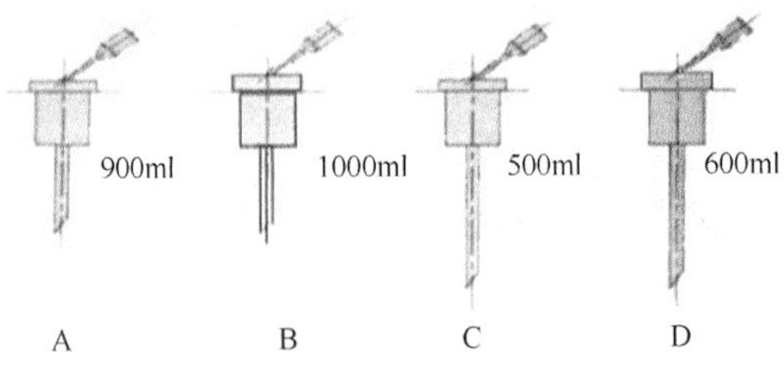

图 7-5　桨法取样法

篮法用法基本相同，只须在针垫之上再垫加一个“篮法取样柱”，如图 7-6 所示。

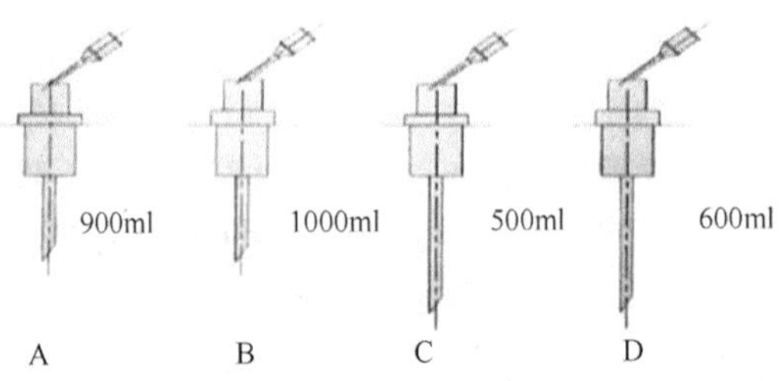

图 7-6　篮法取样法

10. 结束试验

(1) 关停转杆和温控状态，并关断整机电源开关。

(2) 拧松离合器，仰起机头，取下转杆，清洗、干燥，放入附件箱保存。其他附件亦应保持清洁，妥善保存。

(3) 取出溶出杯，倒掉残液，清洗干净，收置备用。

四、注 意 事 项

(1) 切勿在缺水的情况下接通电源。

(2) 应保持水浴箱中水位略高于溶出杯内液面高度，否则将影响试验结果。

(3) 温控状态启动后，若水浴箱中水未循环，应立即检查管路与接嘴是否畅通，水泵内是否有空气，予以排除。

(4) 水浴箱清洗换水时，将左下侧的出水管插头拔下，再将随机附带的排水管插头端插入接嘴插座即可排水。清洗完毕，重新安装好原出水管。

(5) 勿使用有机溶剂清洁仪器外壳。

(王晓明)

实验 8　单冲压片机的使用

一、仪 器 简 介

单冲压片机使用方便，易于维修，体积小，质量轻，无电时也可手摇片。只装一副冲模，物料的充填深度，压片厚度均可调节。但饲粉时间短、片重差异大；只有上冲加压，片剂内部压力分布不均匀。

二、组成与构造

图 8-1 表示单冲压片机的主要结构示意图，其主要组成如下：加料器——加料斗、饲粉器；压缩部件——一副上下冲和模圈；各种调节器——片重调节器、出片调节器、压力调节器。

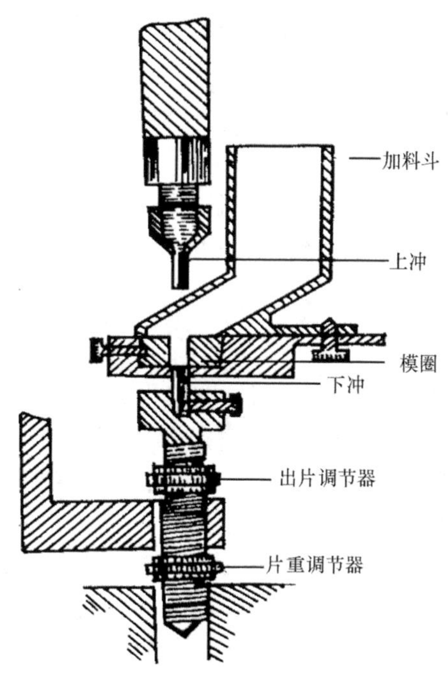

图 8-1　单冲压片机主要构造示意图

单冲压片机技术参数：最大压片压力：50kn；最大压片直径：16mm；最大充填深度：14mm；最大片剂厚度：6mm；生产能力：3500～4000 片/小时。

三、使用方法

1. 冲模的安装

(1) 安装下冲：旋松下冲固定螺钉，转动大皮带轮使下冲芯杆升到最高位置，把下冲插入下冲芯杆的孔中(注意使下冲杆的缺口斜面对准下冲紧固螺钉，并要插到底)，最后旋紧下冲固定螺钉。

(2) 安装上冲：旋松上冲紧固螺母，把上冲插入上冲芯杆的孔中，要插到底，旋紧上冲紧固螺母。

(3) 安装中模：旋松中模固定螺钉，把中模拿平放入中模台板的孔中，同时使下冲进入中模的孔中，按到底然后旋紧中模固定螺钉。放中模时须注意把中模拿平，以免歪斜放入时卡住，损坏孔壁。

(4) 用手转动大皮带轮，使上冲缓慢下降进入中模孔中，观察有无碰撞或摩擦现象，若发生碰撞或摩擦，则松开中模台板固定螺钉(两只)，调整中模台板固定的位置，使上冲进入中模孔中，再旋紧中模台板固定螺钉，如此调整直到上冲头进入中模时无碰撞或摩擦方为安装合格。

用手转动大皮带轮，空车运转十余转，若机器运转正常，则可加料试压，进行下一步调整。

冲模的调整基本完成后，再启动电机试压十余片，检查片重、硬度和表面光洁度等质量如合格，即可投料生产。在生产过程中仍须随时检查药片质量，及时调整。

2. 冲模的拆卸

(1) 拆卸上冲：旋松上冲紧固螺母，即可将上冲杆拔出，若配合较紧，可用手钳夹住上冲杆将其拔出，但要注意不可损伤冲头棱刃。

(2) 拆卸中模：旋松中模固定螺钉。旋下下冲固定螺钉，旋松蝶形螺丝，松开齿轮压板。转动调节齿轮使下冲芯杆上升约 10mm，轻轻转动大皮带轮，使下冲芯杆将中模顶出一部分，用手将中模取出，若中模在孔中配合紧密，不可用力转动手轮硬顶，以免损坏机件。这时须拆下中模台板再取出中模。

(3) 拆卸下冲：先旋下下冲固定螺钉，再转动手轮使下冲芯杆升至最高位置，即可用手拔出上冲杆。若配合紧密，可用手钳夹出(注意不要损伤冲头棱刃)。

(4) 冲模拆卸后尚须转动调节齿轮，使下冲芯杆退下约 10mm，转动手轮使下冲芯杆升至最高位置时，其顶端不高于中模台板的底面即可(这一步不要忽略，以免再次使用发生下冲芯杆与中模顶撞的事故)。最后仍将下冲固定螺钉旋上。

四、注意事项

1. 出片的调整 转动手轮使下冲升到最高位置，观察下冲口面是否与中模平面相齐(或高或低都将影响出片)若不齐则旋松蝶形螺丝，松开齿轮压板转动上调节齿轮，使下冲口面与中模平面齐，然后仍将压板按上，旋紧蝶形螺丝。

用手摇动手轮，空车运转十余转，若机器运转正常，则可加料试压，进行下一步调整。

2. 充填深度的调整(即药片质量的调整)　旋松蝶形螺丝，松开齿轮压板。转动下调节齿轮向左转使下冲芯杆上升，则充填深度减少(药片质量减轻)。调好后仍将齿轮压板安上，旋紧蝶形螺丝。

3. 压力的调整(即药片硬度的调整)　旋松连杆锁紧螺母、转动上冲芯杆，向左转使上冲芯杆向下移动，则压力加大，压出的药片硬度增加：反之，向右转则压力减小，药片硬度降低，调好后用扳手卡住上冲芯杆下部的六方，仍将连杆锁紧螺母锁紧。

(郭波红)

实验 9　多冲压片机的使用

一、仪 器 简 介

旋转多冲压片机有多种型号，按冲数分有 16 冲、19 冲、27 冲、33 冲、55 冲、75 冲等。旋转压片机具有饲粉方式合理、片重差异小；由上、下冲同时加压，片剂内部压力分布均匀；生产效率高等优点。

二、组成与构造

多冲压片机的工作原理如图 9-1 所示，结构及外形如图 9-2 所示。主要工作部分有：机台、压轮、片重调节器、压力调节器、加料斗、饲粉器、吸尘器、保护装置等。

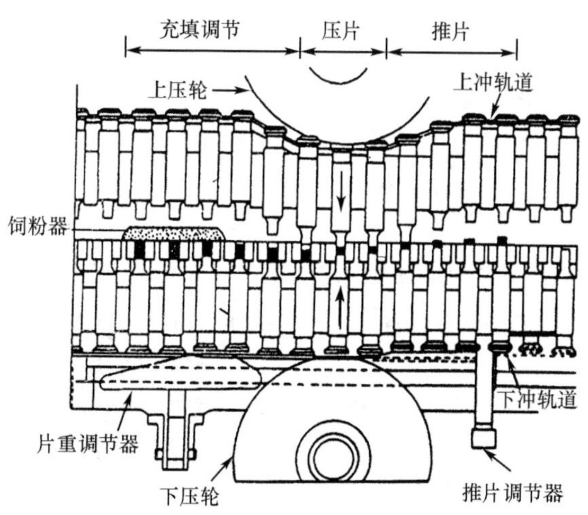

图 9-1　多冲压片机的工作原理示意

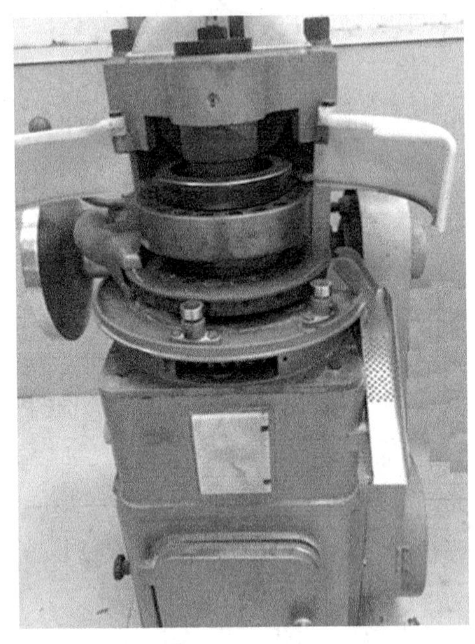

图 9-2 多冲压片机的结构及外形

1. 上压轮架装置 上盖为整体铸件，槽内装压轮，它套在曲轴上，轴外端有械杆连接螺旋弹簧，当压轮面上受压过大时，使曲轴的偏心力矩作用而使弹簧压缩，增大上下压轮间距离，减低压力，借以保护冲模的安全，旋转花形手把改变弹簧的长度，可以调节压力的大小，使弹簧的压力恰至足够需要。

2. 上轨道装置 导轨盘为一圆盘形，周围嵌有经过热处理的导轨片，用螺钉紧固，上冲尾部的凹槽沿着导轨的凸边运转，而作有轨迹的升降运动。

3. 19 孔转盘装置 转盘为一整体铸件，周围有 19 个垂直均匀排列的模孔，孔内装置 19 副冲模，整体套在固定立轴上，工作时由蜗杆传动，整体的转盘带着全部冲模做顺时针方向旋转。

4. 传动轴附离合器装置 传动轴水平安装在轴承托架内，中间有蜗杆，前端有试车手轮，后端为锥形圆盘离合器，有手柄控制开关与停车，离合器的接触靠螺旋弹簧的压力传输，若机器的负荷超过弹簧的压力时，就发生打滑，这样可避免使机器遭受严重的损坏。

5. 加料器装置 圆桶锥底形料斗和月形回流栅式的加料器，为供料给压轮压片。加料器的装置需注意其平面应校准至将碰而来碰转盘面，一般留空隙 0.03～0.1mm，空隙可由支柱装置调节。粉量调整方法，在料斗架的顶部有一滚花螺钉，为调节料斗的高度，控制粉子的流量，其高度须根据颗粒的大小和充填量，可观察栅式加料器内粉子的积贮量勿外溢为合格。调整后应将侧面的滚花螺钉旋紧。

6. 主体、下导轨、下压轮装置　主体为一方箱形，长方形槽内装下压轮，其平面上装有一副经过热处理的轨道，用螺钉紧固着，当下冲在运行时，它的尾部嵌在轨道槽内，随着槽的坡度而做升降运动，轨道的末端有一个圆孔，用圆面积片盖着，为装置下冲之用，下压轮装在主体的槽内，它套在曲轴上，曲轴的外端装有斜齿轮和蜗杆连接，旋转蜗杆，通过齿轮的减速而做微量的转动，当轴的偏心向上时，压轮上升，压力增加片薄，下则片厚，借以控制片剂的厚度和软硬。表牌上的标记从 0～6 相应于片剂的厚度，由于斜齿轮有自锁作用，允许在运转中进行调节，但调整后，应将中间的花形手把扳紧。

7. 充填调节装置　充填调节机构装置在主体的内部，在主体的平面上可观察到月形的充填轨，它由螺旋的作用而上升或下降来控制充填量，圆盘上的表牌刻度从 0～45 等于其充填量，每格 0.01mm，转动圆盘进行调节时，向右转充填量增加，向左转充填量减少，在圆盘右边装有 0～15 表尺为充填量，单位为 mm。

8. 机座及电动机装置　机座为一立体方箱形，电动机装在座内的活动板上，调节速度时，旋转机座外圆形手轮，调节时先松手轮中心的滚花螺母后转动手轮，向左旋快，向右旋慢，调整后应将滚花螺母上紧，机座内装有电器，在前门上装有电流表、按钮开关和红绿指示灯，电源接通时红灯亮。表示线路有电，当开动电动机后，红灯灭绿灯亮表示电动机已正常运转，电流表为测定电动机的负荷用。

三、使 用 方 法

1. 冲模装法　冲模装置前，首先要拆下加料斗、饲粉器架等零件，并将转盘的工作面、模孔和安装的冲模逐渐揩擦干净，做好准备工作。

(1) 中模装置：将转盘上的中模固紧螺钉逐渐族出与转盘外圆平，勿使中模装入与螺钉的头部碰着，中模装置甚紧，放置时要平，可用中模打棒(随机工具)由上冲孔打入，用锤轻轻打入，中模进入模孔后其平面不可高出转台平面为合格，然后将螺钉固紧。

(2) 下冲装置：拉开主体上的小门，由主体的圆孔装上，中杆的尾部涂些植物油，逐渐插入孔内，用大拇指和示指旋转冲杆，检验头部进入中模上下及转动灵活度，须无硬擦现象为合格，装妥后必须将圆片盖平。

(3) 上冲装置：应将上导轨盘的缺口处嵌舌板上，装法与下冲同，全部装妥后应将嵌舌扳下。

冲模全套装毕后，将拆下的零件按原位置装好，用手继续转动试车手轮，使转盘旋转 1～2 转，观察上下冲进入中模孔和在曲线导上行动，必须灵活无碰撞和无硬擦现象，开动电动机，使空车动转 2～3 分钟，若平稳正常即可投入生产。

2. 使用说明

(1) 使用前须重复检查冲模的质量，是否有缺边、裂缝、变形和紧松不全情况及装置是否完整良好等。

(2) 检查颗粒原料的粉是否干燥及颗粒中的粉末含量最好不超过 10%。如不合格的不要硬压，否则会影响机器的正常运转及使用寿命和原料损耗。

(3) 初次试车应将压力调节器控制的指示针放置 6 上，将粉倒入斗内，用手转动试车手轮，同时调节充填和压力，逐步增加到片剂的质量和硬软程度达到成品要求，然后先开动电动机，再开离合器，进行正式运转生产，在生产过程中，须定时抽验片剂的质量，是否符合要求，必要时进行调整。

(4) 速度的选择对机器使用的寿命有直接的影响，由于原料的性质黏度及片径大小和压力在使用上不能做统一规定，本机的结构无级变速装置，慢速适用于压制矿物、植物草素、大片径、黏度差等和快速难以成型的物料。快速适用于压制黏合、润滑性好的和易于成型的物料。因此，使用者必须根据实际情况而选定不同的速度。

(5) 管理人员必须熟悉本机的技术性能，内部构造，控制机构的使用原理及运转期间不得离开工作地点，为防止发生故障而损坏机件，借以保证安全生产为前提。

(6) 在使用中要随时注意机器响声是否正常，遇有尖叫声和怪声即行停车进行检查消除之，不得勉强使用。

四、注 意 事 项

(1) 机器设备上的防护罩、安全盖等的装置不要拆除，使用时应装妥。

(2) 冲模需经严格探伤试验和外形检查，要无裂缝、变形、缺边，硬度适宜和尺码准确的，如不合格的切勿使用，以免机器遭受严重损坏。

(3) 颗粒细粉不宜超过 100 目，因它会使上冲飞粉多，下冲漏料多，影响机件，容易造成磨损、黏冲和原料损耗。

(4) 不干燥的原料不要使用，因它会使细粉黏在冲头面上。

(5) 运转中如有跳片或停滞不下，切不可用手去取，以免造成伤手事故。

(6) 开机应先开电动机，待运转正常后，再开动离合器。

(7) 使用中如发现机器震动异常或发出不正常怪声，应立即停车检查。

(8) 使用中压力不要过大，一般以电动机的负荷来测定用 380V 电动机在压片时重载电流以不超过 4A 为正常。

(9) 片重差异增加：在压力过程中，质量差异不能超过药典所规定的限度，方为合格，但在压片过程中，常发现片重差异增加，其原因及处理方法简介如下。

1) 冲头长短不齐，易造成片重差异增加，故使用前须用卡尺将每个冲头检查后再用，如出现个别片量轻，可能是因为下冲运动失灵，致使颗粒的充填较其他为少，应检查出个别下冲，消除障碍。

2) 加料斗或加粒器堵塞：在压片时，如所用颗粒细小，且有黏性或具有湿性及颗粒中偶有棉纱头、药片等异物混入，流动不畅，使加入模孔的颗粒减少，影响片重，若遇片重突然减轻时，即停车检查。

3) 颗粒引起片重变化：颗粒过湿，细粉过多，颗粒粗细相差过大，以及颗粒中润滑剂不足，亦均能引起片重差异的变化，应提高颗粒质量。

4) 产生片重变化的原因，总的情况系由于压片机故障或工作上疏忽所造成，故在压片过程中，应该做好保养工作，详细检查机件有无损害，并以间隔一定时间(10～20 分钟)称片重一次，片重是否合乎规定。

(郭波红)

实验 10　包衣锅的使用

一、仪 器 简 介

包衣锅一般用不锈钢或紫铜衬锡等性质稳定并有良好导热性的材料制成，可对药片片芯外表进行糖衣、薄膜等包衣。包衣锅的轴与水平面的夹角为 30°～50°，在适宜转速下，使物料既能随锅的转动方向滚动，又能沿轴的方向运动，做均匀而有效的翻转，使混合作用更好。但锅内交换效率低，干燥慢；气路不能密闭，有机溶剂污染环境等不利因素影响其广泛应用。

二、组成与构造

实验室常用荸荠式包衣机，如图 10-1 所示。

锅体顺时针旋转，通过变频器调整锅的转速，喷枪对锅内芯片喷覆包衣液，使包衣液在芯片上均匀涂布，并使药片在锅内均匀翻滚，同时向锅内通以热风，去除片剂表面水分而得到合格的包衣药片。

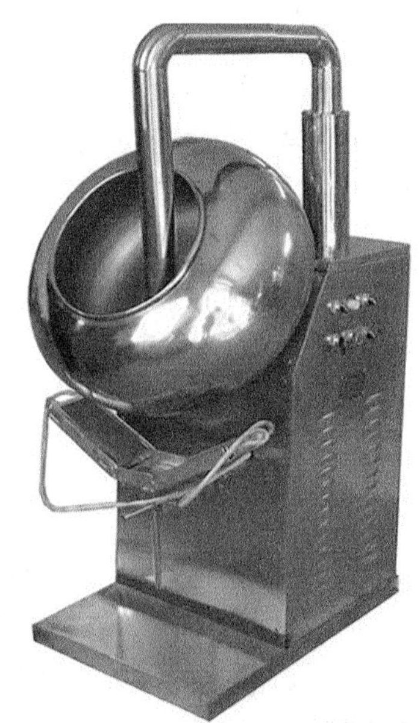

图 10-1　荸荠式包衣锅外形

三、使 用 方 法

(1) 启动电源开关。

(2) 按照主机调速器使用说明调节主机转速(包薄膜衣适合转速为 15～20 r/min)。

(3) 打开供风开关，进风机开始工作。调节供风变速旋钮，选择合适的风量和风压。

(4) 调节温控仪，将温度调到所需要的温度值上，此时如实际温度低于设置值时，加热器电源接通，加热器开始加热。如果实际温度高于设置值时，加热器电源断开，加热器停止加热。注意：风机关闭的情况下内加热打不开。在包薄膜衣时外加热是作为辅助加热，可以不用。

(5) 以上各功能调节合适后，即可开启空压机，空气压力为4～6 kg/cm^3。

(6) 打开喷枪开关，调节好喷雾流量、锥角、雾化及喷枪与物料的距离(120～180 mm)，喷枪开始工作。

四、注 意 事 项

(1) 每次工作完成后必须用蒸馏水或乙醇清洗喷枪、液筒及管道。

(2) 如发现喷枪无包衣液喷出，则检查：①电器控制柜上的喷液开关是否打开；②压缩空气是否纯净(最好在空压机出口处安装滤清器)；③包衣液是否搅拌均匀，如有颗粒则容易堵枪口；④在调节雾化锥角时，枪头是否锁紧。

(3) 如发生枪头堵口，则按照喷枪使用说明书依次拆开：量调节旋钮→弹簧→枪针→枪头锁紧螺母→锥角调节枪头。用比枪头孔小的细针清理枪头孔，或用压缩空气反吹，直至清理干净。再按与拆卸相反的次序将喷枪安装。

(郭波红)

实验 11　实验用小型流化床的使用

一、仪 器 简 介

1. 特点　Minilab XP 型多功能流化床是具有干燥、制粒、包衣、制丸等多种用途的实验用小型流化床，具有灵活性高和适用性广等优点。根据使用目的不同，该设备可采用三种不同的喷液工艺，即顶喷、底喷和切线喷(图 11-1)，其区别在于物料的流化和喷液的加入方式不同，因此每种工艺具有不同的特点，适用范围广泛。

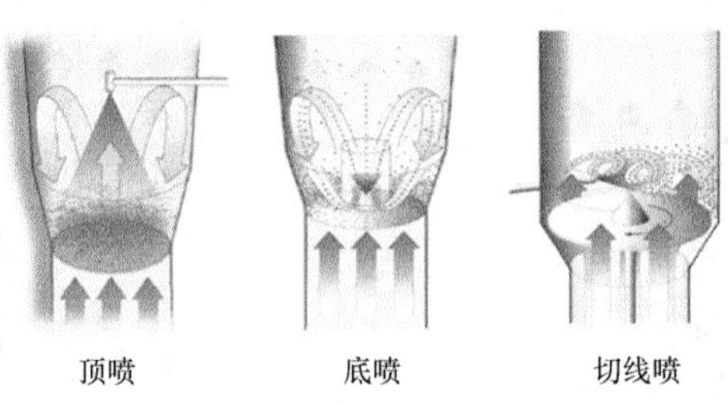

图 11-1　三种喷液工艺示意图

2. 基本原理　热空气由流化床的多孔分布板底部送入，经多孔板而均匀分布，并与板上的湿物料颗粒直接接触。当气速较低时，颗粒层不动，热气流从颗粒层的缝隙中通过，这样的颗粒层称为固定床。当气速增加至一定程度时，颗粒层开始松动，气速再增加至某个数值时，颗粒将悬浮于上升的热气流中，此时的床层称为流化床。

流化状态下颗粒在热气流中上下翻动，相互碰撞、混合，气-固两相间充分接触实现热、质传递，固体物料被干燥。夹带有部分物料小颗粒的废气由顶部排出，经旋风分离器进行回收。达到预期干燥要求后，减少气速，固体物料颗粒重新落下，并从出料管卸出。

流化状态下，气-固两相间接触面积大，传热、传质速率高，与气流干燥相比，流化干燥器内物料停留时间长，而且可任意调节，产品的最终含水量很低。操作时热空气的流速较小，物料磨损小，废气中粉尘含量少，容易收集，操作费用小，在工业上应用广泛。

3. 适用范围

(1) 干燥：流化床干燥过程中固体物料被置于孔板上，下部输送气体，使物料颗粒呈悬浮状态，犹如液体沸腾一样，使得物料颗粒与气体充分接触，进行快速的热传递与水分传递。流化干燥由于具有传热效果良好、温度分布均匀、操作形式多样、物料停留时间可调、投资费用低廉和维修工作量较小等优点，得到了广泛的发展和应用。

(2) 制粒：进风气流自下而上推动物料向上运动，黏合剂通过喷枪自上而下喷入，将黏合剂雾化成极细小的液滴喷入，方向与物料运动的方向相反，物料和物料的黏合是通过黏合剂的液桥黏合力作用黏合在一起，体积不断扩大，最终形成一定大小的颗粒。故颗粒表面粗糙，内部孔隙较多，水等溶剂很容易渗透进去，使颗粒快速溶解。

(3) 包衣：流化床可对结晶体、颗粒等物料进行包衣，所包的薄膜衣可以是缓释或控释衣膜、掩味、肠溶、提高稳定性或改善外观。当物料通过包衣区域时，包衣液被喷射到物料表面，形成一小块一小块的衣膜，最终整个表面都被包裹。在整个过程中，液滴的形成与物料的接触，在物料表面的铺展，液滴相互间的接合，以及介质的蒸发，几乎都是同时发生的，随着小块衣膜连续重复在物料表面的包裹，衣膜的厚度稳定地增加。

除此之外，流化床在悬浮液干燥、颗粒尺寸控制等方面也有着广泛的应用。

二、组成和构造

1. 主要组成　Minilab XP 型多功能流化床主要由主机、控制系统、流化系统、雾化系统、进风处理系统、送风系统等部分组成(图 11-2)。主机包括过滤室、扩散室、物料容器、机柜等。控制系统包括触摸屏、开关等，可实现手动模式、自动模式及服务模式等不同的操作方式。流化系统包括捕集袋、流化筒、空气分布板等组件。雾化系统包括雾化器、蠕动泵、喷机座、盛液桶等。进风处理系统包括过滤器、加热器、进风管、探温杆等。送风系统包括空压机、消音器、排风管、尾气除尘等。

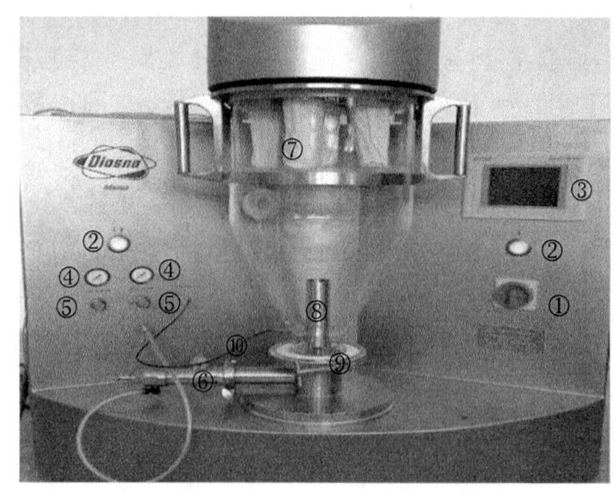

图 11-2 Minilab XP 型多功能流化床

①开关；②升降按钮；③控制系统；④压力表；⑤节流阀；⑥进料端；⑦捕集袋；⑧隔圈；⑨物料出口；⑩探温杆

2. 基本参数(表 11-1)

表 11-1 Minilab XP 型多功能流化床基本参数

容积	5 L
过滤等级	F9
压风机	200 mbar*
样品处理量	100～3500 g
时间	0～9999 秒
最大调试温度	750 ℃
进气温度	室温～99.0℃
进风流量	20～150 m^3/h
空重	150 kg

* 1mbar=100Pa

三、使用方法

(1) 将仪器的各个部件全部清洗干净，避免样品之间交叉污染。

(2) 用不锈钢盖，封堵不锈钢底座侧面的圆孔，用法兰固定住。

(3) 干燥和制粒需选择合适的空气分布板，一般使用 12%，并安装在不锈钢底座上(提供 8%、12%、16%空气分布板)。若进行上药和包衣需把 Wruster 底喷的空气分布板和筛网安装在不锈钢底座上。

(4) 干燥和制粒需根据粉末粒径大小，选择合适的筛网，一般使用 200 目，并安装在空气分布板上面(提供 200 目、150 目、100 目筛网)。若进行上药和包衣需把不带喷嘴的喷枪放入不锈钢底座侧面的圆孔中，用法兰固定在制粒罐上；先放松把手，调节喷嘴孔的位置向上，保证与空气分布板和筛网的圆孔一致，并位于中间，然后锁紧把手。从筛网的圆孔向下分别安装喷嘴外套加长杆、喷嘴内套加长杆，最后将喷嘴安装在加长杆上，并将导流筒插入空气分布板和筛网对应的三个圆孔中，并调节到合适的高度。

(5) 安装制粒罐下部的密封垫片于筛网上面，再将制粒罐安装于垫片上面(一般为 3L 罐)，用法兰将不锈钢底座和制粒罐固定在一起。

(6) 整体将不锈钢底座和制粒罐放在流化床平台的中部，利用定位销准确定位到正中间位置，注意：部件的各个开口朝向左侧。

(7) 若干燥和造粒需将全套雾化系统放入制粒罐左侧上部的孔中，用法兰固定在制粒罐上；先放松把手，调节喷嘴位于制粒罐中间并向下，然后锁紧把手。

(8) 将喷枪尾部的空气管线插入仪器左侧面板孔中；将样品温度传感器插入制粒罐左侧下部的孔中，另一端连接仪器左侧面板插座。

(9) 安装好蠕动泵的管线，一端连接喷枪，另一端放入黏合剂的烧杯中。

(10) 向制粒罐中缓慢倒入粉末(微丸)样品，然后将制粒罐上端的垫片正确安装好。

(11) 检测空压机和仪器之间的空气连接管线和开关，打开空压机电源开关，保证空气压力到达 6bar 以上。

(12) 打开流化床主电源开关，仪器开始自检程序，并进入主菜单界面。

(13) 双手分别同时按住仪器面板上的两个带有“↑”“↓↑”的按钮，流化床上部自动下降并密封制粒罐。

(14) 选择“Mode”进入运转模式子菜单，先选择“Off”，再选择“Manual”，然后按屏幕下部的标示，进入手动运行模式。

(15) 点击“Setup”下面黄色部分的对应方框，设置对应的合理运行参数。

(16) 仔细核实参数后，选择“Start”，仪器开始启动运行。

(17) 观察实际数据的变化情况，同时留意物料的流化状态，及时调整进风流量大小，保证样品一直处于流动过程。

(18) 调节仪器左侧面板的反吹压力旋钮，保证合适的压力反吹布袋，抖下布袋外面的物料。

(19) 观察“Actual”下面浅色部分对应的方框数值，与设定值是否一致，并记录所有的实验数据。

(20) 当进风温度达到设定温度以后，保持 5 分钟后，调节仪器左侧面板雾化压力旋钮为 1bar 左右。

(21) 打开蠕动泵的开关，设置进样速度为 5 左右，开始向制粒罐中喷雾黏合剂(液体)，观察样品制粒情况，及时调整黏合剂进样速度。

(22) 物料制粒完毕或微丸上药或包衣完毕，先关掉蠕动泵开关，再将雾化压力旋转调节到零，然后在屏幕上点击“Stop”，仪器自动停机。

(23) 按住仪器面板上带有“↑”的白色按钮，流化床上部自动升起。

(24) 拔掉仪器面板上温度传感器的连线、喷枪尾部的进样管线、空气压力雾化管线，卸掉全套喷雾系统。

(25) 将制粒罐整体拿起并放置到其他试验台上，把样品倒出来并收集。

(26) 将流化床上部的反吹过滤系统整体拔出，逐一拆卸并进行清洗，包含过滤袋、密封圈、金属支架、玻璃环等，清洗完毕再装配完整，整体用力插进流化床上部，听到咔嚓声音表示到位。

(27) 将喷嘴头拆卸下来，清洗干净，并用水冲洗喷雾内部系统。

(28) 将制粒罐下部各个部件拆卸下来，并逐一清洗干净。

(29) 将流化床主机的各个部分擦拭干净，避免样品之间相互污染。

(30) 关掉主电源开关和空气压缩机的开关。

四、注 意 事 项

1. 启动喷雾运动状态的几点说明 启动喷雾之前应将物料预烘一段时间，待物料温度到喷雾允许值时才能进行喷雾制粒或包衣工作。制粒或包衣过程中，可根据流化状况、成粒或包衣情况随时调节风机频率、供液频率、雾化压力，以维持流化床内水分蒸发的相对平衡状态，并通过调节雾粒大小以获得适度颗粒或包衣敷层。当流化床内出现通过调节频率、流量等参数无法改善的异常情况时(如沟流、结块、塌床等)应停止喷雾，可通过启动鼓造功能来处理，待流化状态趋于正常后，再重新恢复喷雾。

2. 喷雾完毕后的几点说明 黏合剂喷完后，再用蒸馏水喷雾一段时间，以清除残留在供液泵、供液管和喷枪头内的黏合剂，达到清洗喷枪的目的。通过启动供液变频器来停止供液，待物料烘干达到工艺要求后，关闭排风阀。把真空吸管从传感器座插入料斗内，再打开真空吸管阀门，使物料在引风机的负压抽吸下通过真空吸料装置把制好的物料从流化床料斗内吸到盛装物料的容器中，待物料吸完后关闭风机，打开顶盖装置，取出捕集袋等组件，进行清洁处理后复位。

(何　宁)

实验 12　融变时限检查仪的使用

一、仪 器 简 介

融变时限检查仪专用于栓剂及阴道片等固体制剂在规定条件下的融化、软化或溶散情况的检查。栓剂或阴道片放入腔道后，在适宜温度下应能融化、软化或溶散，与分泌液混合逐渐释放药物，产生局部或全身作用。为控制产品质量，保证疗效，药典规定检查本项目。

RBY-Ⅳ型自动融变时限检查仪主要特点是三个金属架可按用户设定的运转方式，自动同步翻转，采用微电脑实现水浴测温控、计时报警及控制金属架的翻转，操作简单，性能优良，符合药典的规定。

二、组成与构造

RBY-Ⅳ融变时限检查仪由主机箱和水浴箱两大部分组成，具体如图 12-1 所示。仪器主机箱的前面板设有数字式时间显示窗和温度显示窗，还有加热指示灯、电源开关及 6 个功能键。时间显示器中央的“双点”在计时时每秒闪亮一次，双点右边是能表示 1～59 的秒值，左边是能表示 1～60 的分值。温度显示器能给出用 P1、P2 或 P3 表示的时限方式和预定温度及实际水温。所显示的温度值能精确到 0.1℃。仪器主机箱的后面板设有三个插座和一个保险管座。

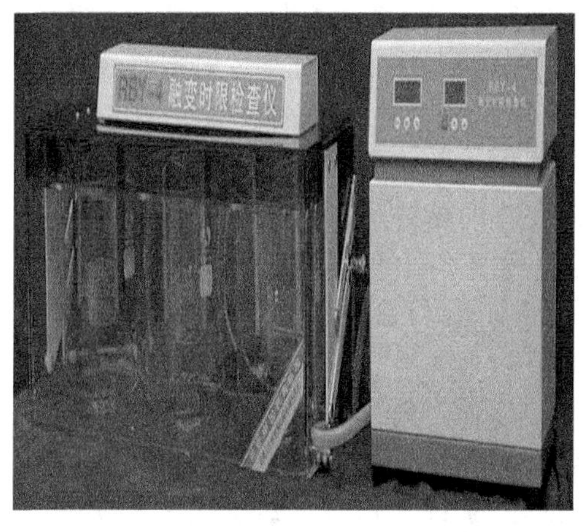

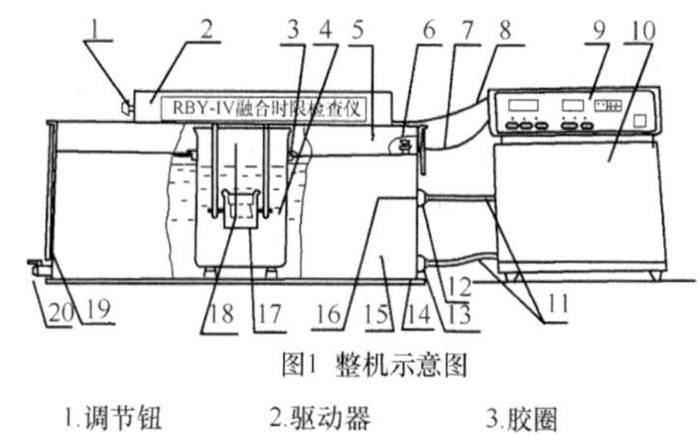

图1 整机示意图

1.调节钮	2.驱动器	3.胶圈
4.烧杯	5.桥板	6.水温传感器
7.传感器电缆	8.驱动器电缆	9.主机箱面板
10.主机箱	11.循环水管	12.喉箍
13.水咀	14.胶垫	15.水箱
16.注水线	17.套筒	18.金属架
19.连杆机构	20.放水口	

图 12-1　RBY-Ⅳ型融变时限检查仪

融变时限检查仪的基本参数：

水浴控温精度：(37±0.3)℃

烧杯容积：5L(标配 3 只烧杯)

套筒：直径 52mm /高度 60mm

金属架：直径 50mm/孔径 4mm/板距 30mm

加热功率：1300W(最大)

翻转角度：180

时限选择：P1(运行 30 分钟每隔 10 分钟金属架自动翻转一次)
P2(运行 60 分钟每隔 10 分钟金属架自动翻转一次)
P3(运行 30 分钟金属架不翻转)

温度预定范围：室温至 50℃

过热保护：当水温超限时自动切断加热电源并有声、光报警

电源：交流 220±10%，50Hz，带保护接地

工作环境：温度低于 37℃，相对湿度小于 85%

三、使用方法

1. 水箱注水 不放烧杯时，将水放至红色水线处，然后放入套好胶圈的烧杯(加不少于 4L 的水)开机，时间显示为 00：00，温度显示为实测水温。

2. 时限选择 按[时限]键，此时在温度显示窗上显示 P1 为第一种方式，在时间显示窗上显示 30 分，在运行 30 分钟里每隔 10 分钟，套筒自动翻转一次，适于脂肪性基质的栓剂测试；再按，显示 P2 为第二种方式，运行 60 分钟套筒仍每隔 10 分钟自动翻转一次，适用于水溶性基质的栓剂；又按，显示 P3 为第三种方式，只运转 30 分钟，套筒不翻转，适于阴道片测试。

3. 温度预定 根据药典对药样的测试温度要求，仪器已把水浴的工作温度，预定在 37℃。如需改动可按标有“▼”和“▲”号的[温度预定]键实现，如按“▼”键，显示值就由原来显示的实测水温 20.1℃改变为预定值 37℃，并从 37 递减如 36.9……，若按“▲”键，显示值就由 37 递增(如果中途关机，仪器自动恢复到 37℃)。

4. 控温 温度预定好后，按[温控]键，此时加热器开始工作，加热指示灯亮，温度显示窗的预定温度值被清除，并立即显示出水浴的实测温度，在加热时，显示的水温应缓缓上升，当水温接近预定温度时指示灯会闪动表示自动控温。如无需改动温度预定值，只按[温控]键即可。

5. 辅助 在加热期间为使烧杯中水温均匀，每分钟套筒翻转一次，起到搅拌作用，可按一次[辅助]键来实现，这时候时间窗口开始计数，待显示到 27 秒时套筒开始旋转半周，依次翻转时间显示为 1：27、2：27……到预定温度后，再按一次[辅助]键取消翻转。这是时间显示值为加热到温度预定值所用的时间。

6. 测试

(1) 栓剂测试：供试品应在室温下放置 1 小时后使用，双手托起桥板，取出

金属架，把 3 粒供试品分别放入 3 个金属架的下层圆盘上，装入各自的套筒内，再将桥板放回水箱上，按测试键，此时时间窗口上面的辅助键的计数值自动清除，并重新开始按选定的检测方式(P1、P2)计时，而且仪器会按照要求自动实现金属架翻转。用户不必按其他键，否则会干扰测试。到时限后仪器会给出警报提示(P1 为 30 分钟，P2 为 60 分钟)。投药时如金属架方向颠倒可用手动转动调节钮将方向调正。

(2) 阴道片测试：通过转动调节钮将金属架倒置，烧杯中水液面至上层金属圆盘的孔恰为均匀的一层水覆盖，水浴液面亦应略高于杯中液面，取供试品 3 片分别置于上面的金属圆盘上，并用玻璃片盖在套筒上，按测试键，此时时间窗口上将按药典要求时限，即 P3 方式运转 30 分钟，不翻转。

四、注 意 事 项

(1) 通电后无任何显示，检查 220V 电源、保险管(10A)和电源插座的接触是否良好。

(2) 加电后显示不正常，时间显示不是为 00：00，温度显示不是当时的水温，请关闭电源再接通。

(3) 加热不正常，水温不上升的判别方法是先将传感器从水箱中取出，用手摩擦探头或靠近热源使探头受热，观察温度是否上升，如不上升则故障在传感器，如上升则故障在主机箱里的加热器或与其有关电路。

(4) 水箱未注水时严禁开机，否则水泵易损。

(5) 水循环系统工作不正常时，严禁按温控键加热，否则电热管会烧毁，并导致主机损坏。

(6) 水浴温度升到要求的预定值时，杯中的水温会有些滞后，故加热时间应适当延长再进行测试。

(7) 长期不使用时，请将水浴箱中的水放干净。

(8) 桥板的升降应轻托轻放，不能有冲撞、跌落等现象。

(陈　钢)

实验 13　挤出滚圆机的使用

一、仪 器 简 介

1. WL350 型挤出滚圆机特点　WL350 型挤出滚圆机适用于湿法制丸，可以间歇式和连续式制丸，具有操作简便、制丸均匀、成品率高的特点。

2. 挤出滚圆原理　挤出滚圆制丸技术，由 Reynolds 和 Conine 于 1970 年首次应用于药剂学领域，是目前广泛应用的制备微丸的方法。挤出滚圆过程包括以下三个步骤。

(1) 制软材(造粒)：将药物与辅料如微晶纤维素、乳糖等混匀后，加入黏合剂和水，制得具有一定可塑性的湿润均匀的物料(软材)。

(2) 挤出过程：将适量软材加入挤出装置中，挤出螺旋杆将软材不断向挤出头方向传送，物料通过挤出头网孔时被挤压成圆柱形条状挤出物。

(3) 滚圆成丸过程：挤出物落在滚圆机内的搓圆齿面盘上，搓圆齿面盘进行旋转，在离心力和速度差产生的剪切力的作用下，将条形挤出物剪切成均匀的小圆柱体，利用搓圆齿面盘在旋转过程中与小圆柱体之间的速度差，使被剪切成小圆柱体的物料进行不规则的圆周运动，在运动中使其最终成为粒径均匀的、规则的球形体(微丸)。由于颗粒的不规则运动而产生的滚压，微丸内部的水分经压密均匀地渗出表面，使加工出的微丸更加圆润，富有光泽。

3. 适用性 该机主要应用于吸水性强，含糖、脂质较少的物料滚圆成型。此外，主料中通常加入微晶纤维素作为成球辅料。

二、组成与构造

1. 基本结构 图 13-1 为 WL350 型挤出滚圆机外观图，主要包括挤出头、挤出装置、滚圆装置(滚圆机)、操作面板、电气和气源总成、机座等结构。挤出头、挤出装置、滚圆装置如图 13-2 所示，挤出头和滚圆机装在同一合面上，使得整机结构紧凑。挤出装置和滚圆装置均为变频调速。控制面板组合在挤出头机箱前侧，有 3 个数显屏分别显示电源频率。另有调节阀控制气源总成的进风量。

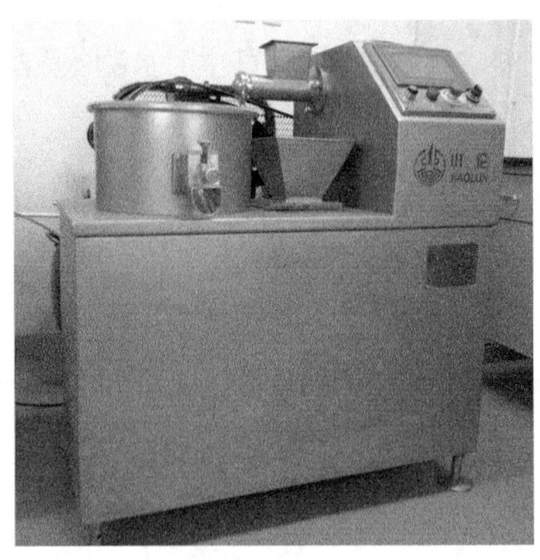

图 13-1 WL350 型挤出滚圆机外观图

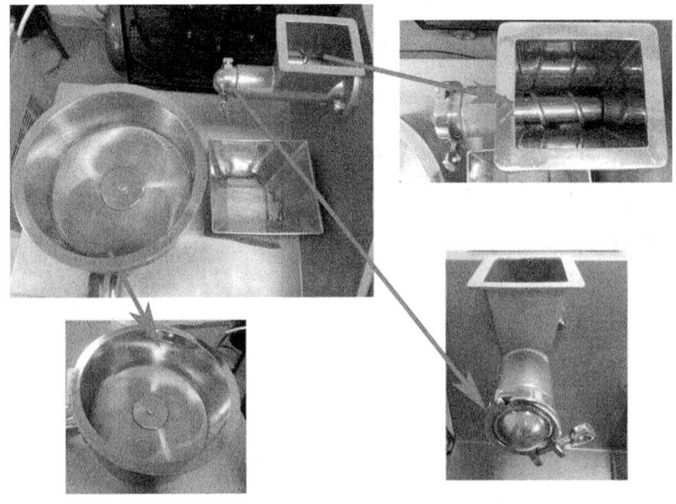

图 13-2　挤出装置、挤出头和滚圆装置

2．主要技术参数

生产能力：3～5 kg 成品直径：0.8～3.5 mm

挤出杆直径：50 mm 搓球盘直径：350 mm

挤出杆转速：50～120 r/min　　搓球盘转速：100～700 r/min

挤出头功率：0.75kW　　滚圆机功率：0.75 kW

外形尺寸(长×宽×高)：1000mm×700mm×1250 mm

三、使 用 方 法

(1) 制软材：按微晶纤维素/药粉=15%～30%(质量比)的比例将两者混合均匀后，加入适量乙醇溶液(乙醇/水=4%，体积比)，继续混匀，制得含水率约 56%，均匀、松散、不黏成团的软材。

(2) 开机，然后打开气源开关。

(3) 设定参数：按生产工艺要求分别设置挤出转速、鼓风/下料工作时间、延时时间、滚圆速度等参数。其中挤出速度范围 3～50 r/min，滚圆转速范围 100～2000 r/min。

(4) 点击“挤出”启动按键，将软材(约 1.5 kg)缓慢加入到挤出筒中。

(5) 点击“滚圆”、“鼓风”按键，进行滚圆成丸。在滚圆过程中随时通过视窗孔取样，观察成球过程，颗粒成球时(约 15 分钟)应迅速拉开排料阀，机腔内的物料在离心力作用下将自动排净。

(6) 滚圆结束后，停止“滚圆”、“挤出”和“排风”。关闭压缩空气、关机。

(7) 清洗机器，登记。

四、注 意 事 项

1. 颗粒的球整性不好 可能是纤维素含量过低或含水率过低，可分别适量提高其含量；若风量过大，会造成水分蒸发过快而导致颗粒塑性变差而无法滚圆。

2. 产生团粒 因为颗粒表面潮湿而产生粘连。

3. 成品中细粉太多 可能是搓圆齿面盘转速太快，应降低转速。

4. 搓圆齿面盘被药粉卡死 可能是投料后没有打开气源开关，此外，机腔内若有积料应马上清理，以免药粉堵死转子与机壳间的环形间隙。

(张建斌)

实验 14 纳米粒径电位分析仪的使用

一、仪 器 简 介

纳米粒径电位分析仪能够提供液体介质中粒子或大分子的三种基本参数，它们分别是：粒径、Zeta 电位和分子质量。加配自动滴定仪后，该仪器还能测量 pH 和浓度，进行趋势和自动滴定测量的功能，并且能够测量蛋白质的熔点。Zetasizer Nano ZS90 的测量范围见表 14-1。本实验主要介绍：粒径、Zeta 电位的测量。

表 14-1 Zetasizer Nano ZS90 测量范围

粒径范围	Zeta 电位粒径范围	分子质量粒径范围
2nm～3μm	5nm～10μm	10 000～2×10^7Da

Zetasizer Nano ZS90 的基本原理：使用动态光散射(DLS)技术测量样品中粒子的布朗运动，然后使用已建立的理论拟合实验原始数据从而得到粒子的粒径和分布，测得的粒径，是和被测量粒子以相同速度扩散的球体直径。使用静态光散射(SLS)测量技术可以测定分子质量。应用电泳法和激光多普勒测速法(有时称为激光多普勒电泳法)相结合的测量技术，可测量 Zeta 电位。

二、组成与构造

Zetasizer Nano 典型系统(图 14-1)主要由 Zetasizer 仪器、安装有 Zetasizer 软件的计算机、样品池、仪器顶部的测样区组成。

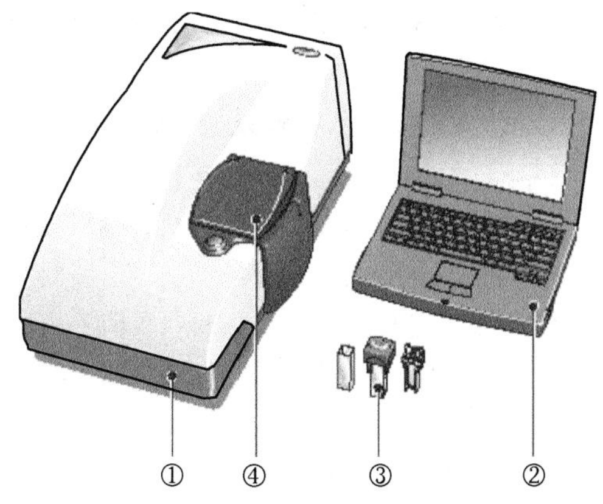

图 14-1　Zetasizer Nano 典型系统

①Zetasizer 仪器；②安装有 Zetasizer 软件的计算机；③样品池；④仪器顶部的测样区

三、使 用 方 法

Zetasizer Nano ZS90 有两种基本测量法：手动测量(manual measurement)和标准操作程序(SOP)测量。

手动测量基本上是单次性测量，在测量之前设置所有测量参数。对于测量多种不同类型的样品，或以实验参数进行测量比较理想。

SOP 测量使用预设置参数，保证对同一类型样品所作的测量以一致方式进行，这在质量控制中非常有用。如果以稍有不同的方式测量相同样品，SOP 也是理想的，因为进行测量时，每次敲入大部分都是相同参数，非常单调乏味，且在设置时可能出错。如果修改已有的 SOP，则只须改变所要求的参数。

(一) 手动测量操作规程

(1) 关闭盖子，开启仪器，等待 30 分钟让激光稳定。

(2) 开启电脑，启动 Zetasizer 软件，即双击桌面的工作站快捷图标；等待仪器自检(指示灯颜色变为绿色即自检完成)，进入 NanoZS90 系统工作站。

(3) 按样品制备手册制备样品。

(4) 建立测量条件的存储路径【单击 file→ new→ measurement file→磁盘 D(或 E、F 等)→文件夹】，保存。

(5) 测量粒度

1) 单击工作栏上的 measure→manual→manual measurement，在 manual measurement 窗口单击 measurement type→选择 size。

2) 单击 sample，输入 sample name、notes；并可进一步输入如下信息 material(材料)、Dispersant(分散介质)、General options、Temperature(温度)、cell(样品池，如使用聚苯乙烯塑料池就选 DTS0012 样品池)。

3) 单击 measurement，可选择 Measurement duration 为 Automatic(自动)，也可

以选择手动，设置测量次数(number of measurement)和 Delay between measurements。

4) 单击 Data processing，根据自己要求设置 reports 参数。

5) 设置完毕，单击 OK(确认)。

6) 按仪器指示，打开样品池盖，放入样品池(带▼符号的面朝向测量者)，单击 Star 即开始测量(单击状态栏 Results 图标，可对粒度结果进行实时监控)。

7) 结果分析：测量结束后，选择 Records view 栏下任一记录后，单击 Intensity PSD(M)，获得光强度粒度分布图。也可根据需要获得 Number PSD(数量分布图)、Volume PSD(体积分布图)等。

(6) 测量 Zeta 电位　完成 1～4 步骤后。

1) 单击工作栏上的 measure→manual→manual measurement，在 manual measurement 窗口单击　measurement type→选择 Zeta potential。

2) 单击 sample，输入 sample name、notes；并可进一步输入如下信息 material(材料)、Dispersant(分散介质)、General options(根据溶剂极性，选择不同模式，例如 F 值极性溶剂选择 1.5 Smoluchowsi 模型)、Temperature(温度)、cell(样品池，如弯曲式毛细管样品池 DTS1060、DTS1070 等)。

3) 单击 measurement，可选择 Measurement duration 为 Automatic(自动)，也可以选择手动，设置测量次数(number of measurement)和 Delay between measurements。

4) 单击 Data processing，根据自己要求设置 reports 参数或选择 Auto mode。

5) 设置完毕，单击 OK(确认)。

6) 按仪器指示，打开样品池盖，放入样品池，单击 Star 即开始测量(单击状态栏 Zeta potential 图标，可对电位结果进行实时监控)。

7) 结果分析：测量结束后，选择 Records view 栏下任一记录后，单击 Zeta potential，获得 Zeta 电位值。

(7) 使用完毕，依次关闭工作站、仪器和电脑。

(二)标准操作程序(SOP)测量操作规程

(1) 新建 SOP，File→new→SOP→保存路径→保存。

(2) SOP 测量：Measure→start SOP，并从中选择一个 SOP，然后显示测量窗口，按 start 键开始测量。

备注：SOP 测量中所用大多数设置和对话框，与手动测量中所用的是相同的。

四、注 意 事 项

(1) 禁止使用任何强腐蚀性溶剂。

(2) 放入样品测量池前，应确保池表面无液体残留。

(3) 测量温度设置不得高于 50℃；1ml≤粒度测量最小样品体积≤1.5ml，

0.75≤Zeta 电位测量最小样品体积≤1.5ml。

(4) 粒度测量时，如果样品中含有有机溶剂，请使用石英样品池。

(5) 禁止使用任何含有机溶剂样品进行 Zeta 电位测量。

(6) Zetasizer Nano ZS90 分为红标和绿标两种类型，都可以测定粒径和 Zeta 电位(90°光路)，红标和绿标的区别在于仪器盖上贴有椭圆形徽章的颜色，红色徽章配置有 633 nm“红色”激光器；贴有绿色椭圆形章的仪器配置有 532 nm“绿色”激光器。633 nm 激光器不适合用于蓝色样品测量。532 nm 激光器不适合用于红色样品测量。

(王秀敏)

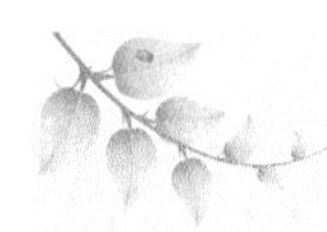

第二部分 验证性实验

实验 15 青霉素 G 钾盐稳定性试验

一、实验目的

(1) 熟悉用化学动力学方法测定药物稳定性的方法。

(2) 熟悉用经典恒温法预测药物有效期。

二、实验原理

青霉素 G 钾盐在水溶液中迅速破坏。残余未破坏的青霉素 G 钾盐可用碘量法测定，即先经碱处理，生成青霉噻唑酸，后者可被碘氧化。过量的碘则用硫代硫酸钠溶液滴定。反应方程式如下：

H_3C H_3C COOK S N =O NHCOR $\xrightarrow{NaOH}$ H_3C H_3C COOK S NH COONa NHCOR $\xrightarrow{HCl}$ H_3C H_3C COOH S NH COOH NHCOR

$\xrightarrow{4I_2+5H_2O}$ H_3C H_3C COOH SO_3H NH_2 + $CH(COOH)_2$ NHCOR + 8HI

随着青霉素 G 钾盐溶液放置时间增长，残余未破坏的青霉素 G 钾盐越来越少，故碘液消耗量也相应减小。根据碘液消耗量(毫升数)(它是残余青霉素 G 钾盐浓度的函数)的对数对时间作图，如为一直线，即表明青霉素 G 钾盐的破坏为一级反应。因为这个反应与 pH 有关，故实际上为一个伪一级反应。

一级反应的反应速度方程式如下：

$$\lg c = -\frac{K}{2.303}t + \lg C_0$$

可以从速度方程的斜率求出各温度下的反应速度常数。

反应速度常数与温度的关系符合 Arrhenius 公式：

$$\lg K = \lg A - \frac{Ea}{2.303R} \cdot \frac{1}{T}$$

将反应速度常数的对数 $\lg K$ 对温度(绝对温度)的倒数 $1/T$ 作图，从图中即可求得室温时反应速度常数，由此可计算得到室温时的有效期($t_{0.9}$)。

三、实验材料与仪器

1. 实验试剂与试药　青霉素 G 钾盐、磷酸氢二钠、淀粉指示液、氢氧化钠、枸橼酸、盐酸、乙酸、0.005mol/L 碘液、0.01mol/L 硫代硫酸钠溶液。

2. 实验仪器　恒温水浴锅、容量瓶、碘量瓶、移液管、滴定管。

四、实 验 内 容

1. 样品的制备　称取青霉素 G 钾盐 60mg，于 100ml 干燥容量瓶中，用已预热的枸橼酸-磷酸氢二钠缓冲液(pH4)溶解，并稀释至刻度，将此容量瓶置于恒温水浴中，立即用 5ml 移液管吸出溶液 2 份，每份 5ml，分别置于两个碘量瓶中(一份为检品，另一份为空白对照)，并同时以该时刻为零时刻记录取样时间，以后每隔一定时间取样一次，方法同上。

2. 含量测定

(1) 检品：向盛有 5ml 检液的一个碘量瓶中，加入 1mol/L 氢氧化钠 5ml，放置 15 分钟后加入 1mol/L 盐酸 5ml，乙酸缓冲液(pH4.5)10ml，摇匀，精密加入 0.005mol/L 碘液 10ml，在暗处放置 15 分钟，立即用 0.01mol/L 硫代硫酸钠溶液回滴，以 2ml 淀粉试液为指示剂，滴至蓝色消失，消耗硫代硫酸钠液的毫升数为 b。

(2) 空白：向盛有 5ml 检液的另一个碘量瓶中，加入乙酸缓冲液(pH4.5)10ml，摇匀，精密加入 0.01mol/L 碘液 10ml，放置 15 分钟，立即用硫代硫酸钠溶液回滴，消耗硫代硫酸钠液的毫升数为 a。

$a–b$ 即为药物消耗碘液的毫升数。

3. 实验温度的选择　选择 30℃、35℃、40℃、45℃四个温度，取样时间需视温度而定，温度高，取样间隔时间宜短，一般实验温度为 30℃，两次取样时间间隔为 60 分钟；35℃间隔 30 分钟；40℃间隔 20 分钟；45℃间隔 15 分钟。包括零时刻，取样次数共 5 次。

五、注 意 事 项

(1) 该实验的空白对照是为了消除检品中能消耗碘的杂质的干扰。$a–b$ 即为检品中未破坏的青霉素 G 钾盐实际消耗碘液的量。

(2) 采用碘量法测定需注意，青霉素 G 钾盐经碱处理生成的青霉噻唑酸被碘氧化时，溶液的 pH 在 4.5 左右较佳。

六、实验结果及数据处理

(1) 用不同温度下的 $\lg(a–b)$对时间 t 作图，得直线斜率 slope。根据 slope =

$-k/2.303$ 可以求出不同温度下的反应速度常数 k(表 15-1)。

表 15-1 各温度下的测定结果与反应速度常数 k

取样次数	1	2	3	4	5
取样时间(分钟)	0				
a					
b					
$a-b$					
$\lg(a-b)$					
	slope=		$k=$		

(2) 用 $\lg k$ 对相应温度(绝对温度)倒数作图，用外推法可求出室温时的 k，根据半衰期 $t_{1/2}= 0.693/k$，有效期 $t_{0.9}=0.1054/k$，进而求出室温时的 $t_{1/2}$、$t_{0.9}$。

(3) 数据处理结果列于表 15-2。

表 15-2 不同温度下的各参数值

实验温度	T	$1/T$	k	$\lg k$	$t_{1/2}$	$t_{0.9}$
45℃						
40℃						
35℃						
30℃						
25℃						

七、思 考 题

(1) 根据实验结果，请分析青霉素 G 钾盐为什么通常制成注射用无菌粉末，而不制成溶液型注射剂?

(2) 在什么情况下可采用经典恒温法预测药物有效期?

(陈 钢)

实验 16 溶液剂的制备

一、实 验 目 的

(1) 掌握常用溶液型液体制剂的制备方法。

(2) 熟悉溶液剂中常用附加剂的作用。

(3) 熟悉高分子化合物的溶解特性与高分子溶液的配制方法。

二、实验原理

1. 概述　液体制剂按分散系统分为均相和非均相液体制剂。均相液体制剂为热力学稳定体系，包括低分子溶液剂和高分子溶液剂；非均相液体制剂为热力学不稳定体系，包括溶胶剂、混悬剂和乳剂。低分子溶液剂是药物以分子或离子状态分散于溶剂中形成的供内服或外用的真溶液，溶液的分散相小于 1nm，包括溶液剂、芳香水剂、糖浆剂、甘油剂、酊剂、醑剂、涂剂等。高分子溶液剂是高分子化合物分散于溶剂中形成的均相体系，分散相小于 100nm，属于胶体溶液。以水为溶剂的称为亲水性高分子溶液剂，或称胶浆剂。

2. 制备方法　低分子溶液剂的制备方法常用的有溶解法、稀释法，其中溶解法最为常用，一般制备过程为：称量→溶解→混合→过滤→加分散介质至全量。亲水胶体溶液的制备方法基本上与真溶液相同，但将药物或高分子溶解时，首先要经过溶胀过程，宜采用分次撒于水面上或将药物黏附于已湿润的器壁上，使之自然膨胀，然后搅拌或加热使其胶溶。

三、实验材料与仪器

1. 实验试剂与试药　薄荷油、滑石粉、碘、碘化钾、乙醇、蔗糖、胃蛋白酶、稀盐酸、甘油等。

2. 实验仪器　烧杯、量杯、碘量瓶、乳钵、漏斗、脱脂棉、纱布、吸量管、天平等。

四、实验内容

(一) 薄荷水

【处方】

薄荷油	0.2ml	
滑石粉	1.0g	
蒸馏水	加至	100ml

【制法】

取滑石粉，滴入薄荷油，在乳钵中研匀，加少量蒸馏水研成糊状，移至带塞碘量瓶中，加适量蒸馏水，振摇 10 分钟，用湿润的棉球或滤纸过滤，初滤液如浑浊，应重滤，并自滤器上加适量蒸馏水使成 100ml，即得。

【附注】

(1) 滑石粉作为分散剂，将薄荷油吸附于滑石粉上，可增加与水的接触面积，加速溶解。

(2) 本品为薄荷油的饱和水溶液[浓度约 0.05%(ml/ml)]，处方用量为溶解量的 4 倍，配制时不能完全溶解，多余的薄荷油可被滑石粉吸附后滤除。

(二) 复方碘溶液

【处方】

碘	1.0g	
碘化钾	2.0g	
蒸馏水	加至	20ml

【制法】

取碘化钾置量杯内，加水约 4ml，搅拌使溶解，加入碘搅拌使全部溶解后，再加水适量使成 20ml，即得。

【附注】

(1) 本品可用于地方性甲状腺肿的治疗和预防；甲亢术前准备，甲亢危象等。

(2) 碘在水中溶解度小(1∶2950)，加入碘化钾作助溶剂，同时使碘稳定不易挥发，并减少其刺激性。为使碘能迅速溶解，宜先将碘化钾加适量纯化水配制成浓溶液，然后加入碘溶解。

(3) 内服复方碘溶液时，需稀释至 5～10 倍，以减少对口腔黏膜的刺激性。

(三) 单糖浆

【处方】

蔗糖	85g	
蒸馏水	加至	100ml

【制法】

取蒸馏水 45ml 煮沸，加入蔗糖，搅拌溶解后，继续加热至 100℃，趁热用脱脂棉或纱布过滤，自滤器上添加适量的热水，使其冷至室温时为 100ml，搅匀即得。

【附注】

单糖浆为蔗糖的近饱和水溶液，蔗糖含量为 85%(g/ml)或 64.7%(g/g)，制剂中常用作矫味剂、助悬剂等。

(四) 胃蛋白酶合剂

【处方】

胃蛋白酶	2.0g	
稀盐酸	1.5ml	
甘油	20g	
蒸馏水	加至	100ml

【制法】

取稀盐酸与处方量约 2/3 的蒸馏水混合后，将胃蛋白酶撒于水面上静置一段时间，使其膨胀溶解，必要时轻加搅拌。加甘油混匀，并加适量蒸馏水至足量。

【附注】

本品为助消化药，用于缺乏胃蛋白酶或病后消化功能减退而引起的消化不良症。胃蛋白酶在 pH1.5～2.0 时活性最强，稀盐酸为 pH 调节剂，处方中加入约 20%甘油可保持胃蛋白酶活力，增加稳定性。

五、注 意 事 项

(1) 制备薄荷水时，薄荷油应与滑石粉充分研匀，以利发挥其作用，加速溶解过程。

(2) 碘具有腐蚀性，制备和储存碘溶液时注意事项：称取碘时应盛于干燥玻璃器皿中进行，而不要直接置于天平托盘中或纸上，以免损坏天平托盘，同时勿接触皮肤与黏膜；碘溶液应储存于密闭、避光玻璃塞瓶内，不得用木塞、橡皮塞及金属塞。

(3) 配制单糖浆时，蔗糖溶解后继续加热至 100℃，保持此温度的时间不宜过久，以免引起过多的蔗糖转化，甚至产生焦糖使糖浆呈棕色。

(4) 胃蛋白酶合剂制备注意事项：胃蛋白酶极易吸潮，称取时应迅速。胃蛋白酶在 pH1.5～2.0 时活性最强，盐酸的量若超过 0.5%时会破坏其活性，亦不可直接加入未经稀释的稀盐酸。强力搅拌对胃蛋白酶活性和稳定性均有影响，应避免。

胃蛋白酶合剂一般不过滤。胃蛋白酶等电点为 pH2.75～3.00，溶液 pH 在其等电点以下，胃蛋白酶带正电荷，而润湿的棉花、滤纸等带负电荷，过滤时会吸附胃蛋白酶，影响本品的活性。

六、思 考 题

(1) 欲制得澄清的薄荷水，关键操作是什么？

(2) 胃蛋白酶的活性与哪些因素有关？

(3) 胃蛋白酶合剂配制时为什么将胃蛋白酶撒在水面上自然膨胀？

(张纪兴)

实验 17　混悬剂的制备

一、实 验 目 的

(1) 掌握混悬型液体制剂的一般制备方法。

(2) 熟悉混悬剂稳定剂选用的基本原则。

(3) 熟悉混悬剂的质量评定方法。

二、实验原理

1. 概述 混悬型液体制剂(简称混悬剂)系指难溶性固体药物以细小的微粒分散在适宜的液体分散介质中形成的非匀相分散体系。优良的混悬型液体制剂，除一般液体制剂的要求外，应有一定的质量要求，外观细腻，微粒分散均匀；微粒沉降较慢，下沉的微粒经振摇能迅速再均匀分散，不应结成饼块；微粒大小及液体的黏度均应符合用药要求，易于倾倒且分剂量准确；外用混悬型液体制剂应易于涂展在皮肤患处，且不易被擦掉或流失。

根据 stokes 定律可知，要制备沉降缓慢的混悬液，首先应考虑减小微粒粒径，再减小微粒与液体介质密度差，或增加介质黏度，因此制备混悬型液体制剂，应先将药物研细，并加入助悬剂，以增加黏度，降低沉降速度。

混悬剂中微粒分散度大，有较大的表面自由能，体系处于不稳定状态，有聚集的趋向，因此在混悬型液体制剂中可加入表面活性剂降低微粒表面自由能，使体系稳定；表面活性剂又可以作为润湿剂，可有效地使疏水性药物被水润湿，从而克服微粒由于吸附空气而漂浮的现象(如硫磺粉末分散在水中时)，也可以加入适量的絮凝剂(与微粒表面所带电荷相反的电解质)，使微粒 ξ 电位降低到一定程度，则微粒发生部分絮凝，随之微粒的总表面积减小，表面自由能下降，混悬剂相对稳定，且絮凝所形成的网状疏松的聚集体使沉降体积变大，振摇时易再分散。

2. 制备方法 混悬型液体制剂一般配制方法有分散法与凝聚法。将固体药物粉碎成微粒，再根据主药的性质混悬于分散介质中并加入适量的稳定剂。亲水性药物可先干磨至一定的细度，再加蒸馏水或高分子溶液加液研磨，通常 1 份药物加 0.4～0.6 份液体分散介质为宜；遇水膨胀的药物配制时不采用加液研磨；疏水性药物可加润湿剂或高分子溶液研磨，使药物颗粒润湿，最后加水性分散介质稀释至足量，混匀即得。凝聚法是将离子或分子状态的药物借物理或化学方法在分散介质中聚集形成微粒的方法。化学凝聚法是两种或两种以上的药物分别制成稀溶液，混合并急速搅拌，使产生化学反应，制成混悬型液体制剂；物理凝聚法可以通过改变溶剂或浓度制成混悬型制剂，溶剂改变时的速度越剧烈，析出的沉淀越细。所以配制合剂时，常将酊剂、醑剂缓缓加到水中并快速搅拌，使析出颗粒细腻，微粒沉降缓慢。

三、实验材料与仪器

1. 实验试剂与试药 炉甘石、氧化锌、枸橼酸钠、三氯化铝、液化酚、甘油、沉降硫磺、硫酸锌、樟脑醑、吐温 80。

2. 实验仪器 量杯、烧杯、研钵、天平、25ml 具塞试管。

四、实 验 内 容

(一) 炉甘石洗剂

【处方】

炉甘石洗剂处方组成见表 17-1。

表 17-1　炉甘石洗剂处方

处方组成	1	2	3
炉甘石	7.5g	7.5g	7.5g
氧化锌	2.5g	2.5g	2.5g
甘油	2.5ml	2.5ml	2.5ml
羧甲基纤维素钠	0.25g		
枸橼酸钠		0.25g	
三氯化铝			0.15g
蒸馏水	加至 50ml	加至 50ml	加至 50ml

【制法】

(1) 羧甲基纤维素钠 0.25g，加约 30ml 蒸馏水，加热溶解而成胶浆。

(2) 称取枸橼酸钠 0.25g，加蒸馏水 10ml 溶解，备用。

(3) 称取三氯化铝 0.15g，加蒸馏水 10ml 溶解，备用。

(4) 按上述 3 个处方，分别称取炉甘石、氧化锌于乳钵中，加甘油研匀后，加适量水共研成糊状，再加入处方中其他成分，随加随搅拌，最后加蒸馏水至全量，搅匀，即得。

【质量评价】

(1) 外观观察上述各混悬剂的外观，并记录结果。

(2) 沉降容积比的测定用量筒量取供试品 25ml，置具塞试管中，密塞，用力振摇 1 分钟，记下混悬物的开始高度 H。分别记录 5 分钟、10 分钟、20 分钟、30 分钟、45 分钟、60 分钟时混悬物的高度 H，计算不同时刻的沉降体积比。以沉降体积比为纵坐标，时间为横坐标，绘制沉降曲线图。

(3) 再分散性试验上述混悬剂在放置 1 小时后，翻转刻度试管，以±180° 记为翻转一次，记录使沉降物完全分散的翻转次数。

【附注】

(1) 炉甘石洗剂主要保护皮肤、收敛、消炎。用于皮肤炎症，如丘疹、亚急性皮炎、湿疹、荨麻疹。

(2) 炉甘石洗剂配制不当或助悬剂使用不当，不易保持良好的悬浮状态，重分散性差，且涂用时会有沙砾感。改进措施有：加入高分子物质(如纤维素类衍生物等)作助悬剂；控制絮凝，炉甘石洗剂中的炉甘石和氧化锌带负电，加入少量 $AlCl_3$ 中和部分电荷，使炉甘石、氧化锌絮凝沉降，从而防止结块，改善分散性；或采用枸橼酸钠作为反絮凝剂。

(3) 炉甘石、氧化锌为亲水性药物，可被水润湿，先加入适量甘油研磨成糊状，使粉末在水中分散，可防止颗粒聚集，振摇时易于悬浮。

(4) 《中国药典》规定沉降体积比的测定时间是 3 小时，本实验因时间关系只考察 1 小时。

(二) 复方硫磺洗剂

【处方】

沉降硫磺	1.5g
硫酸锌	1.5g
樟脑醑	12.5ml
甘油	5.0ml
吐温 80	0.2ml
蒸馏水加至	100ml

【制法】

取沉降硫磺置乳钵中，加入吐温 80、甘油充分研磨，缓缓加入硫酸锌溶液，充分混匀。缓缓加入樟脑醑，最后加入适量蒸馏水成全量，研匀。

【附注】

(1) 本品主要用于治疗痤疮、疥疮、皮脂溢出及酒糟鼻。

(2) 硫磺有消毒杀虫(寄生虫疥虫等)、燥湿止痒作用；硫酸锌有收敛作用；樟脑醑有止痒清凉作用；吐温 80、甘油是润湿剂，硫磺为强疏水性药物，不易被水润湿，用吐温 80、甘油与硫磺充分研磨，吸附于微粒表面，增加硫磺亲水性，有利于药物分散。

五、注 意 事 项

(1) 配制炉甘石洗剂各处方时应注意同法操作，研磨时间及研磨力度应尽可能保持一致。

(2) 用上下翻转试管的方式振摇沉降物，力度应尽量保持一致，切勿横向用力振摇。

(3) 硫磺因加工方法不同，分为升华硫、沉降硫、精制硫三种。其中以沉降硫的颗粒为最细，故本处方选用沉降硫为佳。

(4) 硫磺为强疏水性药物，应先加入吐温 80、甘油充分湿润研磨，再与其他药物混合均匀。

(5) 加入樟脑醑时，应以细流缓缓加入水中并不断搅拌，避免因溶媒改变而析出大颗粒的樟脑结晶。

六、实验结果及数据处理

1. 混悬剂的外观观察　观察各混剂的外观与沉降物状态，记录结果。

2. 沉降体积比与再分散试验测定结果　将炉甘石洗剂质量检查结果记录于表 17-2 中。以沉降体积比(F)为纵坐标，沉降时间为横坐标，分别绘制沉降曲线图，比较各处方的稳定程度与质量。

表 17-2　炉甘石洗剂沉降体积比与再分散次数

时间/分钟	处方 1		处方 2		处方 3	
	H_u	H/H_0	H_u	H/H_0	H_u	H/H_0
5						
10						
20						
30						
45						
60						
再分散次数						

七、思　考　题

(1) 影响混悬剂稳定性的因素有哪些？

(2) 絮凝剂与反絮凝剂对混悬剂稳定性的作用有何不同？

(3) 炉甘石洗剂和复方硫磺洗剂在制备方法上有什么不同？

(张纪兴)

实验 18　乳剂的制备

一、实 验 目 的

(1) 掌握乳剂的一般制备方法。

(2) 熟悉影响乳剂稳定性的因素。

(3) 熟悉乳剂类型的鉴别方法。

二、实验原理

1. 概述 乳剂也称乳浊液型液体药剂，系指互不相溶的两相液体混合，其中一相液体以液滴状态分散于另一相的液体中形成的非均相液体制剂。形成液滴的一相称为内相、不连续相或分散相；另一相液体则称为外相、连续相或分散介质。分散相的直径一般在 0.1～5μm。乳剂类型有普通乳剂(O/W 型、W/O 型)和复合乳剂(W/O/W 型、O/W/O 型)。

2. 制备方法 乳剂是一种动力学及热力学不稳定的分散体系，为提高稳定性，其处方中除分散相和连续相外，还须加入乳化剂，并且需在一定的机械力作用下进行分散。乳化剂的稳定机制是通过在分散液滴表面形成单分子膜、多分子膜、固体粉末膜等界面膜，降低了界面张力，防止液滴相遇时发生合并。常用的乳化剂有表面活性剂类乳化剂(聚山梨酯、十二烷基硫酸钠等)、天然乳化剂(阿拉伯胶等)、固体微粒乳化剂(氢氧化钙、二氧化硅等)、辅助乳化剂(西黄蓍胶、纤维素类等)。通常小量制备时，可在乳钵中研磨制得或在瓶中振摇制得，工厂大量生产多采用乳匀机、高速搅拌器、胶体磨制备。如以阿拉伯胶作乳化剂，常采用干胶法和湿胶法制备，以新生皂为乳化剂制备乳剂时，可研磨或振摇制得。乳剂类型的鉴别方法有稀释法(水)和染色镜检法(水/油性染料)。

三、实验材料与仪器

1. 实验试剂与试药 阿拉伯胶、豆油、聚山梨酯 80、鱼肝油、氢氧化钙溶液、花生油、豆磷脂、苏丹红无水乙醇溶液(脂溶性染料)、甲基蓝溶液(水溶性染料)。

2. 实验仪器 乳钵、量筒、量杯、具塞试管、具塞锥形瓶、天平、组织捣碎机、显微镜。

四、实验内容

(一) 手工方法制备乳剂

拉伯胶为乳化剂

【处方】

豆油	6.5ml
阿拉伯胶	1.5g
蒸馏水	适量
共制成	25ml

【制法】湿胶法

(1) 将阿拉伯胶置于乳钵，加 3ml 水研成胶浆，缓慢滴加豆油，用力沿同一方向研磨，直至产生油相被撕裂成油滴而发出的“噼啪”声，黏度逐渐增大，制成初乳。

(2) 加水适量，将初乳分次转移至量杯中，最后加水至 25ml，搅匀，即得。

【附注】

阿拉伯胶为天然乳化剂，适于制备植物油、挥发油等油类乳剂，形成 O/W 型乳剂。制备初乳时油水胶三者比例为 4∶2∶1。

聚山梨酯 80 为乳化剂

【处方】

豆油 3ml
聚山梨酯 80 1.5ml
蒸馏水 适量
共制成 25ml

【制法】干胶法

将豆油与聚山梨酯 80 共置于乳钵，研匀，加入 4ml 水迅速用力沿同一方向研成初乳，加水至 25ml，搅匀，即得。

鱼肝油乳剂

【处方】

鱼肝油 13ml
阿拉伯胶 3.25g
西黄蓍胶 0.2g
1%糖精钠溶液 0.25ml
5%羟苯乙酯醇溶液 0.1ml
水 适量
共制成 25ml

【制法】湿胶法

(1)西黄蓍胶浆制备：取西黄蓍胶至干燥具塞试管，加 1ml 乙醇，振摇分散，一次加蒸馏水 5ml，强力摇匀，即得。

(2)取蒸馏水 6.5ml 与阿拉伯胶置于研钵，研成胶浆，缓慢滴加鱼肝油，迅速用力沿同一方向研磨，研成初乳，加入西黄蓍胶浆研匀，加水至 25ml，即得。

【附注】

处方中阿拉伯胶为 O/W 型乳化剂，其乳化能力较弱，西黄蓍胶为辅助乳化剂，常与阿拉伯胶合用，增加乳剂黏度，避免分层；糖精钠为矫味剂，羟苯乙酯为防腐剂。

液体石蜡乳

【处方】

液体石蜡 12ml
阿拉伯胶 4g

西黄蓍胶　　0.5g
水加至　　30ml

【制法】干胶法

将阿拉伯胶和西黄蓍胶置于干燥的乳钵内，略研，加入12ml液体石蜡研磨均匀，再加入蒸馏水8ml，迅速用力沿同一方向研磨，研成初乳，最后加水至足量，搅匀即得。

【附注】

(1) 液体石蜡乳为轻泻剂，用于治疗便秘，特别适用于高血压、动脉瘤、疝气、痔及手术后便秘的患者，可以减轻排便的痛苦。

(2) 制备初乳时油水胶三者比例为3∶2∶1。

石灰搽剂

【处方】

氢氧化钙溶液　　10ml
花生油　　10ml
共制成20ml

【制法】新生皂法

取氢氧化钙饱和水溶液与花生油共置于具塞瓶中，用力振摇至形成乳剂，即得。

【附注】

(1) 本品具有收敛、保护、润滑、止痛作用，用于轻度烫伤。

(2) 本品为W/O型乳剂，氢氧化钙溶液与花生油中少量游离的脂肪酸经皂化反应生成的脂肪酸钙为W/O型乳化剂。

(二) 机械分散法制备乳剂

以豆磷脂为乳化剂

【处方】

豆油　　22ml
豆磷脂溶液　　50ml
蒸馏水　　适量
共制成200ml

【制法】

(1) 豆磷脂溶液制备：取豆磷脂2.2g，加甘油3.6ml研匀，加少量水研磨，最后加水至50ml。

(2) 取豆油、豆磷脂溶液和水共置于组织捣碎机中，低速1分钟，停机1分钟，高速 1 分钟，匀化，即得。

以聚山梨酯 80 为乳化剂

【处方】

豆油　　　　22ml
聚山梨酯 80　　5ml
蒸馏水　　　　适量
共制成 200ml

【制法】

取聚山梨酯 80，加适量蒸馏水搅匀，置于组织捣碎机中，再加入豆油及剩余蒸馏水，低速 1 分钟，停机 1 分钟，高速 1 分钟匀化，即得。

(三) 质量检查

1. 乳剂类型鉴别　利用苏丹红无水乙醇溶液(脂溶性染料)与甲基蓝溶液(水溶性染料)进行染色，记录镜检观察结果，鉴别所制备乳剂类型。

2. 乳剂粒径大小测定　光学显微镜下观察乳滴形状并测定粒径，比较相同乳化剂、不同制备方法及相同制备方法、不同乳化剂对乳滴大小、均匀性的影响。

五、注 意 事 项

(1) 干胶法制备初乳时，应选用干燥乳钵，油相与胶粉(乳化剂)充分研匀后，按油、胶、水比例一次加水，迅速沿同一方向用力研磨，直至稠厚的乳白色初乳形成，其间不能改变研磨方向，也不宜间断研磨。

(2) 湿胶法制备初乳时，应选用干燥乳钵，油相加入速度不可太快，否则难以分散成液滴而易出现油水分层。

六、实验结果及数据处理

将不同制备方法和不同乳化剂制备的乳剂质量检查结果填于表 18-1 中。

表 18-1　不同制备方法和不同乳化剂制备的乳剂质量检查结果

	处方号	乳剂外观	染色结果	乳剂类型	乳滴大小及均匀性
手工法	1				
	2				
	3				
	4				
	5				
机械法	1				
	2				

七、思　考　题

(1) 简述干胶法、湿胶法制备乳剂的操作要点。

(2) 乳剂的类型主要取决于什么因素?

(3) 影响乳剂质量及稳定性的因素有哪些?

(张纪兴)

实验 19　注射剂的制备

一、实 验 目 的

(1) 掌握注射剂的制备方法及生产过程中的操作要点。

(2) 熟悉注射剂成品质量检查的标准和方法。

(3) 了解影响注射剂质量的因素。

二、实 验 原 理

1. 概述　注射剂系指将药物与适宜的溶剂或分散介质制成的供注入体内的溶液、乳状液或混悬液及供临用前配制或稀释成溶液或混悬液的粉末或浓溶液的无菌制剂。液射剂可直接注入体内，具有起效迅速、可定位给药等特点，是临床上应用最广泛、最重要的剂型之一。注射剂可分为注射液、注射用无菌粉末与注射用浓溶液等，其中供静脉滴注用的大容量注射液(除另有规定外，一般不小于100ml，生物制品一般不小于 50ml)也可称为输液。

2. 常用辅料　注射剂所用溶剂应安全无害，并与其他药用成分兼容性良好，不得影响活性成分的疗效和质量。一般分为水性溶剂和非水性溶剂。水性溶剂最常用的为注射用水，也可用 0.9%氯化钠溶液或其他适宜的水溶液。非水性溶剂常用植物油，主要为注射用的大豆油，其他还有乙醇、丙二醇和聚乙二醇等。配制注射剂时可根据需要加入适宜的附加剂，如渗透压调节剂、增溶剂、助溶剂、抗氧剂、抑菌剂、乳化剂、助悬剂等。所用附加剂应不影响药物疗效，避免对检验产生干扰，使用浓度不得引起毒性或明显的刺激性。注射剂常用的容器有玻璃安瓿、玻璃瓶、塑料安瓿、塑料瓶(袋)、预装式注射器等。

3. 制备方法　注射剂的生产过程包括容器的处理、原辅料的准备、配制、灌封、灭菌、质量检查、包装等步骤。

4. 质量要求　对注射剂的质量要求主要有以下几个方面：①装量合格；②可见异物、不溶性微粒合格；③无菌、无热原；④安全性合格(无毒性、溶血性和刺激性)；⑤在储存期间稳定有效；⑥pH 应接近体液，一般控制在 4～9 范围内，特殊情况下可以适当放宽；⑦药物含量应符合要求；⑧大容量注射剂其渗透压应等于或偏高于血浆渗透压。

5. 质量检查 根据《中国药典》(2015年版四部)“制剂通则”的规定，对注射剂的检查指标包括：①装量及装量差异(注射用无菌粉末)；②渗透压摩尔浓度；③可见异物；④不溶性微粒；⑤无菌；⑥细菌内毒素或热原。中药注射剂还需检查“中药注射剂有关物质”与“重金属及有害元素残留量”。

三、实验材料与仪器

1. 实验试剂与试药 葡萄糖(注射用规格)，维生素C(注射用规格)，碳酸氢钠(注射用规格)，亚硫酸氢钠(注射用规格)，依地酸二钠(注射用规格)，注射用水，盐酸，针用活性炭、二氧化碳等。

2. 实验仪器 烧杯，量筒，电子天平，3号垂熔玻璃漏斗，微孔滤膜(0.45μm)，输液瓶，灭菌锅，铝盖压盖机，安瓿(2ml)，灌注器，熔封设备，pH计，澄明度检测仪等。

四、实验内容

(一) 5%葡萄糖注射液

【处方】

葡萄糖(无水)	50g
1%盐酸	适量
注射用水加至	1000ml

【制法】

(1) 按处方量称取葡萄糖，投入煮沸的注射用水内，使成50%～60%的浓溶液。

(2) 用稀盐酸调节pH至4.5。

(3) 加上述浓溶液量的0.1%(g/ml)针用活性炭，搅匀，加热煮沸15分钟。

(4) 趁热用滤纸过滤脱炭，过0.45μm孔径的微孔滤膜精滤。

(5) 滤液加注射用水至全量，检查滤液pH、澄明度，合格后分装，100ml/瓶，放涤纶膜，盖橡皮塞，轧铝盖。

(6) 灭菌：116℃热压灭菌40分钟。

【质量检查】

葡萄糖注射液的质量检查包括：颜色、装量、pH、渗透压、含量、可见异物、不溶性微粒、热原、无菌检查等指标，本实验暂检测以下指标。

1. 颜色 比较灭菌前后颜色的变化。

2. pH 应为3.2～5.5，注意灭菌前后pH的变化。

3. 可见异物 取供试品，擦净容器外壁，使用澄明度检测仪，在明视距离(指供试品至人眼的清晰观测距离，通常为25cm)，手持容器颈部按直、横、倒三步法旋转检视，使药液中可能存在的可见异物悬浮，分别在黑色和白色背景下目视检查，重复观察，总检查时限为20秒，记录观察到的可见异物形状与数量。

【附注】

(1) 葡萄糖注射液易生长真菌等微生物，又是供静脉滴注的用量较大的注射液，故在全部制备过程应严防污染，从配制至灭菌，应严密控制时间以免产生热原反应。

(2) 葡萄糖溶液在灭菌后，常使pH下降，故经验认为溶液pH选调节至5左右，再加热灭菌较为稳定，变色最浅，且能符合药典规定的pH。

(3) 葡萄糖注射液灭菌温度超过120℃，时间超过30分钟，溶液开始变黄，色泽的深浅与5-羟甲基糠醛产生的量成正比。故应注意灭菌温度和时间，灭菌完毕后及时打开锅盖冷却。

(二) 维生素C注射液

【处方】

维生素C	52g
碳酸氢钠	24.2g
亚硫酸氢钠	2.0g
依地酸二钠	0.5g
注射用水加至1000ml	

【制法】

1. 空安瓿的处理 目前国内大多使用易折安瓿，因生产安瓿时已经将安瓿进行了切割和圆口，故可直接进行洗涤。手工洗涤应先用水冲刷外壁，然后灌满蒸馏水或去离子水，100℃加热30分钟，趁热甩水，再用过滤蒸馏水洗两次，澄明度合格的注射用水洗一次，倒置插盘中，120～140℃烘干备用。

2. 注射液的配制 量取处方量80%的注射用水，通入二氧化碳(20～30分钟)使其饱和，加入依地酸二钠、维生素C使溶解，分次缓缓加入碳酸氢钠，并不断搅拌至无气泡产生，待完全溶解后，加亚硫酸氢钠，搅拌均匀，调节药液pH至5.8～6.2，最后加用二氧化碳饱和的注射用水至足量。用垂熔玻璃漏斗预滤，再用微孔滤膜精滤，检查滤液可见异物，合格后即可灌封。

3. 灌注与熔封

(1) 灌注器的处理：首先要检查灌注器玻璃活塞是否严密不漏水，用稀洗液浸泡再抽洗灌装器(用水冲洗、蒸馏水冲洗)至不显酸性，最后用注射用水抽洗至流出水澄明度检查合格，即可灌装药液备用。

(2) 装量调节：在灌装前先调节灌装器装量，按药典规定适当增加装量，以保证注射液用量不少于标示装量。

(3) 熔封灯火焰调节：熔封时要求火焰细而有力，燃烧完全。单焰灯在黄蓝两层火焰交界处温度最高，双焰灯的两火焰应有一定夹角，火焰交点处温度最高。

(4) 灌封操作：将过滤合格的药液，立即灌装于 2ml 安瓿中。通入二氧化碳于安瓿上部空间，随灌随封。灌装要求装量准确，药液不沾安瓿颈壁，以免熔封时焦头。熔封时可将颈部放于火焰温度最高处，掌握好安瓿在火焰中停留时间，及时熔封。熔封后的安瓿顶部应圆滑、无尖头或鼓泡等现象。

(5) 灭菌与检漏：灌封好的安瓿应及时灭菌，可用 100℃沸水煮 15 分钟。灭菌完毕后立即将安瓿放入 1%亚甲蓝的溶液中，剔除变色安瓿。将合格安瓿洗净，擦干，供质量检查。

【质量检查】

维生素 C 注射液的质量检查包括：颜色、装量、pH、含量、可见异物、不溶性微粒、热原、无菌检查等指标，本实验暂检测以下指标。

1. 颜色　应为无色至微黄色的澄明液体。

2. 装量　取供试品 3 支，将内容物分别用 2ml 干燥注射器及注射针头抽尽，然后缓慢连续地注入 5ml 量筒内(不排尽针头中的液体)，在室温下检视，每支的装量均不得少于其标示量。

3. pH　应为 5.0～7.0，注意灭菌前后 pH 的变化。

4. 可见异物　取供试品，擦净容器外壁，使用澄明度检测仪，在明视距离(指供试品至人眼的清晰观测距离，通常为 25cm)，手持安瓿(2 支)颈部，轻轻旋转和翻转(但应避免产生气泡)，使药液中可能存在的可见异物悬浮，分别在黑色和白色背景下目视检查，重复观察，总检查时限为 20 秒，记录观察到的可见异物形状与数量。

【附注】

1. 维生素 C(Vitamin C 或 Ascorbic Acid)　，又称抗坏血酸，用于防治维生素 C 缺乏症，促进创伤及骨折、预防冠心病等，临床应用十分广泛。维生素 C 在干燥状态下较稳定，但在潮湿状态或溶液中，其分子结构中的烯二醇结构被很快氧化，生成黄色双酮化合物，虽仍有药效，但会迅速进一步氧化、断裂、生成一系列有色的无效物质。氧化反应式如下：

抗坏血酸 ⇌(O_2) 去氢抗坏血酸 →(H_2O) 2，3-二酮-*L*-古洛糖酸

COOH
O═C
O═C
H—C—OH
HO—C—H
CH_2OH

→ 草酸 + *L*-丁糖酸

COOH
COOH

OH H
HOOC—C—C—CH_2OH
H OH

2. 处方分析 维生素 C：主药；注射用水：溶剂；碳酸氢钠：pH 调节剂；焦亚硫酸钠：抗氧剂；依地酸二钠：金属离子络合剂。维生素 C 分子中有烯二醇式结构，显强酸性，注射时刺激性大，产生疼痛，故加入碳酸氢钠调节 pH，以避免疼痛，并增强本品稳定性。本品易氧化水解，空气中的氧气、溶液 pH 及金属离子对其稳定性影响较大。因此，处方中加入抗氧剂、pH 调节剂及金属离子络合剂，工艺中采用充惰性气体等措施，以提高产品的稳定性。

五、注 意 事 项

(1) 葡萄糖注射液应注意原辅料的质量、配制过程及包装用输液瓶、橡皮塞、涤纶膜的处理等，这些都是消除注射液中小白点，提高澄明度，除去热原、真菌等的重要环节。

(2) 输液的过滤要求滤速快、澄明度好。过滤除炭，要防止漏炭。预滤常用砂滤棒，垂熔玻璃或漏斗，最后用微孔滤膜(0.45μm)作终端滤器。

(3) 将碳酸氢钠加于维生素 C 溶液中时速度要慢，以防止产生大量气泡使溶液溢出，同时要不断搅拌，以防局部碱性过强，造成维生素 C 破坏。

(4) 维生素 C 注射液的稳定性易受金属离子影响，除了加入金属离子络合剂，制备过程中还应注意避免使用金属器具。

六、实验结果及数据处理

其结果见表 19-1～表 19-3。

表 19-1 5%葡萄糖注射液可见异物检查结果

检查总数(瓶)	废品数(瓶) 玻屑纤维白点其他	合格数(瓶)	合格率(%)

表 19-2 维生素 C 注射液装量检查结果

装量(ml)			合格数(支)	合格率(%)
瓶 1	瓶 2	瓶 3		

表 19-3 维生素 C 注射液可见异物检查结果

检查总数(支)	废品数(支)					合格数(支)	合格率(%)
	玻屑	纤维	白点	焦头	其他		

七、思 考 题

(1) 分析影响注射剂可见异物的因素。
(2) 注射剂不溶性微粒应如何检查？
(3) 制备过程中如何防止葡萄糖注射液变色？
(4) 影响维生素C氧化的因素有哪些？该如何避免？

(蔡 铮)

实验20 散剂的制备

一、实 验 目 的

(1) 掌握散剂制备的工艺流程。
(2) 掌握含低共熔成分等特殊类型散剂的制备方法及操作要点。
(3) 熟悉散剂的质量检查方法。

二、实 验 原 理

1. 概述 散剂系指原料药物或与适宜的辅料经粉碎、均匀混合制成的干燥粉末状制剂，属于传统中药剂型之一。散剂可分为口服散剂和局部用散剂。口服散剂一般溶于或分散于水、稀释液或者其他液体中服用，也可直接用水送服；局部用散剂可供皮肤、口腔、咽喉、腔道等处应用；专供治疗、预防和润滑皮肤的散剂也可称为撒布剂或撒粉。

散剂的特点为“散者散也，去急病用之”，意即其发挥药效较快，宜于治疗急病。这是因为散剂比表面积较大，从而具有易分散、奏效快的特点。散剂也能产生一定的机械保护作用，且制备设施简单，剂量可随病症轻重而增减。散剂亦存在着许多不足之处，由于药物粉碎后，比表面积较大，故嗅味、刺激性、吸湿性及化学活性等也相应增加，致使某些易挥发、化学性质不稳定的药物极易损失。

2. 制备方法 制备散剂的一般工艺流程为：粉碎→过筛→混合→分剂量→质量检查→包装。制备过程中要灵活地运用粉碎、过筛及混合等药剂学的基本操作。

混合是制备散剂的关键步骤，散剂混合均匀与否，不仅影响产品的外观形态(一般指散剂的细度、颜色等是否一致)，而且直接影响产品的疗效。常用的混合方法有以下两种：

(1) 打底套色法：此法是中药丸剂、散剂等剂型制备中，药粉进行混合的一种经验方法。所谓“打底”是指将量少、色深的药粉先放入乳钵中(混合之前应首先用其他色浅、量多的药粉饱和乳钵)，再将量多的、色浅的药粉逐渐分次加入乳钵中轻研，使之混合均匀，即是“套色”。此法主要侧重色泽，而忽略了粉体粒子等量容易混合均匀的原则。

(2) 等量递增法：遵循药物粉末等比、等量容易混合均匀的原则，将量少的组分与等量的其他组分混合均匀后，再加入与混合物等量的其他组分混合，如此倍量增加，始终保持等量，直至将其他组分完全混入为止。该法混合效果好，习惯上又称之为“配研法”。

当处方中药物比例相差悬殊时，应采用等量递增法混合；若各组分的密度相差较大，应将密度小的组分先加入研钵内，再加入密度大的组分进行混合；若组分的色泽相差明显，可采用打底套色法混合；含毒药、麻醉药品、精神药品等小剂量药品时，常添加一定比例量的赋形剂制成倍散；含低共熔成分的散剂是否采用共熔方法制备，应根据共熔后对药理作用的影响及处方中所含其他固体成分的数量多少而定。

3. 质量要求　供制散剂的原料药物均应粉碎。除另有规定外，口服用散剂为细粉，儿科用和局部用散剂应为最细粉。散剂应干燥、疏松、混合均匀、色泽一致。散剂可单剂量包(分)装，多剂量包装者应附分剂量的用具。含有毒性药的口服散剂应单剂量包装。散剂中可含或不含辅料。口服散剂需要时亦可加矫味剂、芳香剂、着色剂等。除另有规定外，散剂应密闭储存，含挥发性原料药物或易吸潮原料药物的散剂应密封储存。生物制品应采用防潮材料包装。为防止胃酸对生物制品散剂中活性成分的破坏，散剂稀释剂中可调配中和胃酸的成分。散剂用于烧伤治疗时，如为非无菌制剂的，应在标签上标明“非无菌制剂”；产品说明书中应注明“本品为非无菌制剂”，同时在适应证下应明确“用于程度较轻的烧伤(Ⅰ°或浅Ⅱ°)”；注意事项下规定“应遵医嘱使用”。

4. 质量检查　除另有规定外，散剂应根据实际情况进行粒度、外观均匀度、水分、干燥失重、装量差异、装量、无菌、微生物限度等检查。

三、实验材料与仪器

1. 实验试剂与试药　薄荷脑、樟脑、硼酸、氧化锌、滑石粉、冰片、硼砂、朱砂、玄明粉、95%乙醇。

2. 实验仪器　电子天平、乳钵、水分测定仪、六号筛、七号筛、称量纸、玻璃棒、药用棉花等。

四、实验内容

(一)痱子粉

【处方】

薄荷脑　　0.5g

樟脑　　0.5g

硼酸 2.5g
氧化锌 3.0g
滑石粉 43.5g

【制法】

取薄荷脑、樟脑研磨至液化，加适量滑石粉研匀，依次加氧化锌、硼酸研磨。最后按等量递增法加入剩余的滑石粉研匀，过七号筛，即得。

【质量检查】

1. 粒度 取供试品 10g，精密称定，采用单筛分法测定，通过七号筛的粉末质量，不得少于 95%。

2. 外观均匀度 取供试品适量，置光滑纸上，平铺约 $5cm^2$，将其表面压平，在明亮处观察，色泽应均匀，无花纹与色斑。

【附注】

(1) 该制剂对皮肤有吸湿、止痒、消炎作用，用于痱子、汗疹等。

(2) 处方中薄荷脑、樟脑为低共熔组分，研磨混合时产生液化现象，需先以少量滑石粉吸收后、再与其他组分混匀。

(3) 处方中樟脑、薄荷脑具有清凉止痒作用；氧化锌有收敛作用，硼酸具有轻微消毒防腐作用；滑石粉可吸收皮肤表面的水分及油脂，故用于治疗痱子、汗疹等。

(二) 冰硼散

【处方】

冰片 0.1g
硼砂 1.0g
朱砂 0.12g
玄明粉 1.0g

【制法】

以上四味药均研成细粉过筛备用。先将朱砂与玄明粉采用打底套色法研磨均匀，再加入硼砂研匀，最后加入冰片研匀，过六号筛，即得。

【质量检查】

1. 粒度 取供试品 10g，精密称定，采用单筛分法测定，通过六号筛的粉末质量，不得少于 95%。

2. 外观均匀度 取供试品适量，置光滑纸上，平铺约 $5cm^2$，将其表面压平，在明亮处观察，色泽应均匀，无花纹与色斑。

【附注】

(1) 该制剂解毒、消炎、止痛，用于咽喉、牙龈肿痛、口舌生疮。

(2) 处方中冰片即龙脑，外用消肿止痛；朱砂主含硫化汞，外用解毒；玄明粉为风化芒硝(无水硫酸钠)，外用治疗疮肿丹毒、咽肿口疮。

五、思 考 题

(1) 何谓共熔物？处方中常见的共熔组分有哪些？含共熔组分的散剂如何配制？应注意哪些问题？

(2) 散剂中如含有少量挥发性液体、酊剂、流浸膏时应如何制备？

(3) 等量递增法的原则是什么？

(4) 制备倍散的目的是什么？操作中应注意哪些问题？

(何　宁)

实验 21　颗粒剂的制备

一、实 验 目 的

(1) 掌握颗粒剂的含义、特点和质量要求。

(2) 熟悉颗粒剂的制备方法。

(3) 了解颗粒剂的质量检查方法。

二、实 验 原 理

1. 概述　颗粒剂(granules)是原料药与适宜的辅料混合制成具有一定粒度的干燥颗粒状制剂。根据其在水中的溶解情况可分为：可溶性颗粒剂、混悬性颗粒剂及泡腾性颗粒剂等。颗粒剂具有广泛的临床应用，其具有以下特点：①飞散性、附着性、聚集性、分离性、吸湿性均较小，有利于分剂量和含量准确；②服用方便，根据需要可制成色、香、味俱全的颗粒剂；③必要时对颗粒进行包衣，根据包衣材料的性质可使颗粒具有防潮性、缓释性或肠溶性等，但包衣时需注意颗粒大小均匀性及表面光洁度，以保证包衣的均匀性和完整性；④性质稳定，运输、携带和储存方便；⑤若颗粒的大小或密度差异较大，易产生分层现象，从而导致剂量不准确。

2. 辅料分类　颗粒剂常用的辅料类型如下：

(1) 稀释剂(填充剂)：蔗糖、糊精、淀粉、乳糖、甘露醇、木糖醇等。

(2) 黏合剂：天然的包括淀粉浆、预胶化淀粉、糊精等；合成的包括聚维酮、乙基纤维素、羟丙基纤维素等。

(3) 润湿剂：蒸馏水、乙醇。

(4) 崩解剂：羧甲基淀粉钠、微晶纤维素、交联羧甲基纤维素钠、低取代羟丙基纤维素、枸橼酸等。

(5) 润滑剂：硬脂酸镁、滑石粉、氢化植物油、氢氧化铝、氧化镁、石蜡、甘油等。

(6) 甜味剂：甜菊糖、蛋白糖、木糖醇、高果糖、甜蜜素等。

(7) 包衣剂：羟丙基甲基纤维素、聚乙二醇、醋酸纤维素酞酸酯、聚丙烯酸树脂等。

3. 制备方法　颗粒剂的湿法制粒工艺如图 21-1 所示。

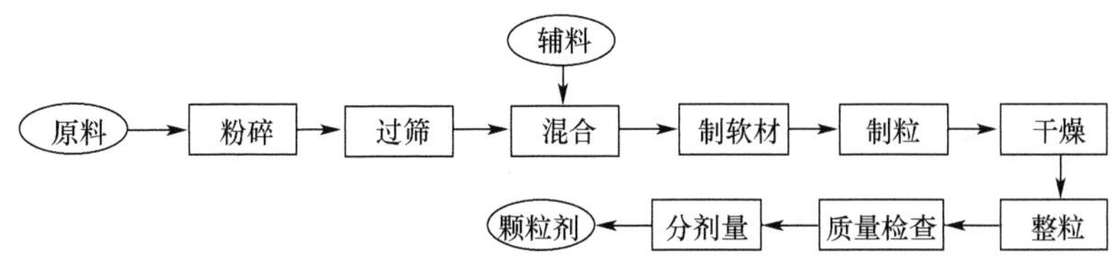

图 21-1　颗粒剂湿法制粒工艺流程图

(1) 原、辅料预处理：通过粉碎、过筛等处理方式，使其粒度较小且均匀。

(2) 制软材：关键技术，根据经验黏合剂的加入量以“手握成团，轻压即散”为准。

(3) 制湿颗粒：颗粒的制备常采用挤出制粒法。将软材用机械挤压通过筛网，即可制得湿颗粒。

(4) 颗粒的干燥：湿颗粒制成后，应及时干燥。干燥温度应逐渐上升，一般控制在 60～80℃。

(5) 整粒与分级：在干燥过程中，某些颗粒可能发生粘连，甚至结块。因此，要对干燥后的颗粒给予适当的整理，以使结块、粘连的颗粒散开，获得具有一定粒度的均匀颗粒，一般采用过筛的办法整粒和分级。

4. 质量检查　《中国药典》(2015 年版)四部制剂通则(0104)规定：颗粒剂的质量检查包括外观、粒度、水分(中药颗粒)、干燥失重、溶化性及装量差异等项目。

三、实验材料与仪器

1. 实验试剂与试药　对乙酰氨基酚、淀粉、糊精、10%淀粉浆。

2. 实验仪器　托盘天平、电子天平、250ml 蒸发皿、温度计、烘箱、称量瓶、16 目筛、国家标准药筛一号筛和五号筛。

四、实 验 内 容

对乙酰氨基酚颗粒剂

【处方】

对乙酰氨基酚	10g
糊精	30g

淀粉 60g
10%淀粉浆适量

【制法】

(1) 称取对乙酰氨基酚 10g、糊精 30g、淀粉 60g，混合均匀后加适量 10%淀粉浆制软材，再挤压过筛(16 目)制得湿颗粒。

(2) 湿颗粒在 60℃下干燥至手捻颗粒无潮湿感(约 20 分钟)，再过筛(16 目)整粒。

(3) 将所得颗粒装袋，每袋含有对乙酰氨基酚 100mg，密封，即得。

【质量检查】

1. 外观 符合规定的颗粒剂应干燥，颗粒均匀，色泽一致，无吸潮、软化、结块、潮解等现象。

2. 粒度 取单剂量包装的 5 袋颗粒剂，称定质量，置于上层一号筛中(下层为五号筛)，保持水平状态过筛，左右往返，边筛边拍打 3 分钟。取不能通过一号筛与能通过五号筛的颗粒或粉末，称定质量，计算比例，不超过 15%视为合格。

3. 干燥失重 精密称取颗粒剂 1g，置于干燥至恒重的扁形称量瓶中，于 105℃干燥至恒重。由减少的质量和取样量计算颗粒剂的干燥失重，减少量不超过 2.0%视为合格。

4. 溶化性 取颗粒剂 10g，加热水 200ml，搅拌 5 分钟，立即观察，颗粒应全部溶化或轻微浑浊，不得有异物。

5. 装量差异 取颗粒剂 10 袋，除去包装，分别精密称定每袋内容物的重量，求出每袋内容物的装量与平均装量。每袋装量与平均装量相比较，根据表 21-1 计算超出装量差异限度的颗粒剂(要求超出装量差异限度的颗粒剂不得多于 2 袋，且不得有 1 袋超出装量差异限度 1 倍)。

表 21-1 颗粒剂装量差异限度

平均装量或标示装量	装量差异限度
1.0g 及 1.0g 以下	±10%
1.0g 以上至 1.5g	±8%
1.5g 以上至 6.0g	±7%
6.0g 以上	±5%

【附注】

处方具有解热镇痛的作用，用于急性上呼吸道感染、流行性感冒、偏头痛等。

五、注 意 事 项

(1) 干燥温度应逐渐升高，否则颗粒的表面干燥易结成一层硬膜而影响内部水分的蒸发，干燥温度不宜过高，应及时翻动。

(2) 颗粒均匀度对颗粒剂的外观质量有较大影响，颗粒型的冲剂一般选用14～18目筛制成额粒，于70℃以下烘干，再用10～12目筛整粒。

(3) 颗粒的干燥程度一般应控制在2%以内。根据经验，用手紧捏干粒，当在手放松后颗粒不应黏结成团，手上也不应有细粉，无潮湿感觉即可。

六、实验结果及数据处理

1. 粒度检查 根据过筛前颗粒剂重量，以及过筛后不能通过一号筛与能通过五号筛的重量和计算：

$$粒度（\%）=\frac{不能通过一号筛的重量+能通过五号筛的重量}{过筛前颗粒剂总重量}\times 100$$

2. 干燥失重 根据干燥前颗粒剂质量及干燥后颗粒重量计算。

$$干燥失重（\%）=\frac{干燥后颗粒重量}{干燥前颗粒重量}\times 100$$

3. 装量差异 根据每袋装量和平均装量进行计算(表21-2)。

表21-2 装量差异表

样品	1	2	3	4	5	6	7	8	9	10
每袋装量(g)										
平均装量(g)										
装量差异(%)										

$$装量差异（\%）=\frac{每袋装量-平均装量}{平均装量}\times 100$$

七、思 考 题

(1) 制备各类颗粒剂时，各应注意哪些问题?

(2) 颗粒剂通常应进行哪些质量控制项目检查?如何检查?

(3) 颗粒剂处方中的挥发性成分，应如何处理?

(张建斌)

实验22 硬胶囊剂的制备

一、实 验 目 的

(1) 掌握硬胶囊剂制备的一般工艺过程。

(2) 掌握手工胶囊填充板的使用方法。

(3) 掌握硬胶囊剂的质量检查内容及方法。

二、实 验 原 理

1. 概述 硬胶囊剂系指采用适宜的制剂技术，将原料药物或加适宜辅料制成的均匀粉末、颗粒、小片、小丸、半固体或液体等，充填于空心胶囊中制成的固体制剂。硬胶囊剂具有掩盖药物不良嗅味、提高药物稳定性、可延缓药物的释放或定位释药、使液态药物固体剂型化等特点。空胶囊分上、下两节，分别称为囊帽与囊体。根据有无颜色，分为无色透明、有色透明与不透明三种类型；根据锁扣类型，分为普通型与锁口型两类；根据容积大小有 8 种规格，常用的为 0～5 号。根据溶解和释放特性，硬胶囊剂可分为普通胶囊、肠溶胶囊和缓释胶囊。胶囊壳的主要材料是明胶，易溶解囊材、易风化、易吸湿、对胃肠道黏膜刺激性强的药物不宜制成胶囊剂。

2. 常用辅料 硬胶囊剂的辅料包括稀释剂、黏合剂、助流剂、崩解剂等，一般可加入乳糖、微晶纤维素、淀粉、蔗糖、滑石粉、微粉硅胶等改善物料的流动性或避免分层，也可加入稀释剂、黏合剂等辅料制成颗粒后进行填充。

3. 制备方法 硬胶囊剂的制备一般分为空胶囊的制备、填充内容物的制备和充填胶囊等工艺过程。硬胶囊剂可根据药物性质和临床需要，应用制剂技术制备不同形式内容物充填于空心胶囊中：①将原料药物加适宜的辅料如稀释剂、助流剂、崩解剂等制成均匀的粉末、颗粒或小片；②将普通小丸、速释小丸、缓释小丸、控释小丸或肠溶小丸单独填充或混合填充，必要时加入适量空白小丸作填充剂；③将原料药物粉末直接填充；④将原料药物制成包合物、固体分散体、微囊或微球；⑤溶液、混悬液、乳状液等也可采用特制灌装机填充于空心胶囊中，必要时密封。大量生产使用全自动胶囊充填机充填药物，小量制备可用胶囊填充板充填药物。

4. 质量要求 胶囊剂在生产与贮藏期间应符合下列有关规定：①胶囊剂的内容物不应造成囊壳的变质；②小剂量原料药物应用适宜的稀释剂稀释，并混合均匀；③胶囊剂应整洁，不得有黏结、变形、渗漏或囊壳破裂等现象，并应无异臭；④胶囊剂的微生物限度应符合要求；⑤根据原料药物和制剂的特性，溶出度、释放度、含量均匀度等应符合要求；⑥除另有规定外，胶囊剂应密封储存，其存放环境温度不高于 30℃，湿度应适宜，防止受潮、发霉、变质。

5. 质量检查 除另有规定外，硬胶囊剂应进行装量差异、崩解时限、微生物限度检查，中药硬胶囊剂还应进行水分检查。凡规定检查含量均匀度的胶囊剂，一般不再进行装量差异的检查。凡规定检查溶出度或释放度的胶囊剂，一般不再进行崩解时限的检查。

本实验采用湿法制粒工艺制得药物颗粒，手工胶囊填充板充填入空胶囊中制备硬胶囊剂。制得的硬胶囊按《中国药典》(2015 年版)四部制剂通则中胶囊剂项下的有关规定进行质量检查。

三、实验材料与仪器

1. 实验试剂与试药　双氯芬酸钠、淀粉。

2. 实验仪器　研钵、天平、烧杯、20 目筛、80 目筛、手工胶囊板、空胶囊、升降式崩解仪。

四、实 验 内 容

双氯芬酸钠硬胶囊剂

【处方】

双氯芬酸钠　　7.5g
淀粉浆(10%)　　适量
淀粉　　30g

【制法】

将双氯芬酸钠研磨成粉末状，过 80 目筛，与淀粉混匀，以 10%淀粉浆制软材，过 20 目筛制湿颗粒，于 60～70℃烘干；干颗粒过 20 目筛整粒，用手工胶囊填充板充填于 2 号空胶囊。

【质量检查】

1. 外观　胶囊剂应整洁，不得有黏结、变形、渗漏或囊壳破裂等现象，并应无异臭。

2. 装量差异　取供试品 20 粒，分别精密称定重量后，倾出内容物(不能损失囊壳)，用小刷或其他适宜的用具(如棉签等)拭净，再分别精密称定囊壳重量，求出每粒内容物装量与平均装量。每粒装量与平均装量相比较，超出装量差异限度的不得多于 2 粒，并不得有 1 粒超出装量差异限度的 1 倍(表 22-1)。

表 22-1　胶囊剂装量差异限度

平均装量或标示装量	装量差异限度
0.30g 以下	±10%
0.30g 及 0.30g 以上	±7.5%

3. 崩解时限　采用升降式崩解仪，照《中国药典》(2015 年版)四部崩解时限检查法项下方法检查。取供试品 6 粒，分别置吊篮的玻璃管中，加入挡板，启动崩解仪进行检查，30 分钟内应全部崩解并通过筛网(囊壳碎片除外)，如有 1 粒不能全部通过，应另取 6 粒复试，均应符合规定。

【附注】

1. 临床作用　双氯芬酸钠为解热镇痛、非甾体抗炎药，临床应用双氯芬酸钠肠溶胶囊，适用于急慢性风湿性或类风湿关节炎、急慢性关节炎、急慢性强直性脊椎炎；肩周炎、滑囊炎、肌腱炎及腱鞘炎；腰背痛、扭伤、劳损及其他软组织损伤；急性痛风；痛经、牙痛和术后疼痛等。

2. 处方分析　双氯芬酸钠胶囊处方中淀粉为稀释剂、10%淀粉浆为黏合剂。

3. 手工胶囊板充填方法

(1)传统手工胶囊板：传统胶囊板采用有机玻璃制成，板分上、下两层，上层有数百孔洞。先将囊身插入胶囊板孔洞中，调节上、下层距离，使胶囊口与板面相平。将颗粒铺于板面，轻轻振动胶囊板，使颗粒填充均匀。填满每个胶囊后，将板面多余颗粒扫除，顶起囊身，套合囊帽，取出胶囊，即得。

(2)新型手工胶囊板：新型胶囊板采用有机玻璃制成，由胶囊导向排列盘 1 块、帽板 1 块、体板 1 块、中间板 1 块、刮粉板 1 块组成。使用方法参见本教材第一部分“实验 2 手工胶囊填充板的使用”。

五、注 意 事 项

(1) 湿法制粒时，需注意控制黏合剂的用量，制得软材干湿度适宜，通过筛网制得的颗粒完整。

(2) 胶囊填充时台面保持干净整洁，胶囊板与胶囊壳不得沾水。

六、实验结果及数据处理

1. 双氯芬酸钠胶囊外观质量

2. 双氯芬酸钠胶囊装量差异检查结果　见表 22-2。

表 22-2　胶囊剂装量差异检查结果

编号	胶囊重量(g)	囊壳重量(g)	内容物装量(g)	编号	胶囊重量(g)	囊壳重量(g)	内容物装量(g)	结果
1				11				平均装量：
2				12				
3				13				
4				14				
5				15				
6				16				质量评价：
7				17				
8				18				
9				19				
10				20				

3. 双氯芬酸钠胶囊崩解时限检查结果

七、思 考 题

(1) 胶囊剂的主要特点有哪些，哪些药物不适于制成胶囊剂？

(2) 硬胶囊剂产生装量差异的原因是什么？

(李晓芳)

实验 23　片剂的制备

一、实 验 目 的

(1) 掌握湿法制粒压片法制备片剂的工艺流程。

(2) 掌握片剂的质量检查方法。

(3) 熟悉片剂的常用辅料与用量。

(4) 熟悉单冲压片机的结构及使用方法。

二、实 验 原 理

1. 概述　片剂系指原料药物或与适宜的辅料制成的圆形或异形的片状固体制剂，是临床应用最广泛的剂型之一。片剂以口服普通片为主，另有含片、舌下片、口腔贴片、咀嚼片、分散片、可溶片、泡腾片、阴道片、阴道泡腾片、缓释片、控释片、肠溶片与口崩片等。中药还有浸膏片、半浸膏片和全粉片等。片剂具有剂量准确、质量稳定、服用方便、成本低等优点。

2. 常用辅料　片剂由药物和辅料两部分组成。辅料是指片剂中除主药外一切物质的总称，亦称赋形剂，为非治疗性物质。片剂中常用的辅料主要包括稀释剂、润湿剂、黏合剂、崩解剂及润滑剂等。

稀释剂：或称为填充剂，其主要作用是用来填充片剂的质量或体积，从而便于压片。常用的填充剂有淀粉类、糖类、纤维素类和无机盐类等。

润湿剂和黏合剂：某些药物粉末本身具有黏性，只需加入适当的液体就可将其本身固有的黏性诱发出来，这时所加入的液体称为润湿剂，如蒸馏水、乙醇等。某些药物粉末本身不具有黏性或黏性较小，需要加入淀粉浆等黏性物质，才能使其黏合起来，这时所加入的黏性物质就称为黏合剂。常用的黏合剂有淀粉浆、羟丙甲纤维素、聚维酮、羟丙基纤维素、甲基纤维素和乙基纤维素等。

崩解剂：是使片剂在胃肠液中迅速裂碎成细小颗粒的物质。崩解的机制主要包括毛细管作用、膨胀作用、产气作用及润湿热等。常用的崩解剂主要有干燥淀粉、羧甲基淀粉钠、低取代羟丙基纤维素、泡腾崩解剂等。崩解剂的使用方法主要有三种：与处方粉料混合在一起制成颗粒(内加法)；与已干燥的颗粒混合后压片(外加法)；一部分与处方粉料混合在一起制成颗粒；另一部分加在已干燥的颗粒中，混匀压片(内、外加法)。

润滑剂：是一个广义的概念，是助流剂、抗黏剂和(狭义)润滑剂的总称。助流剂是降低颗粒之间摩擦力从而改善粉末流动性的物质；抗黏剂是防止物料黏着于冲头表面的物质；(狭义)润滑剂是降低药片与冲模孔壁之间摩擦力的物质，这是真正意义上的润滑剂。因此，一种理想的润滑剂应该兼具上述助流、抗黏和润滑三种作用。常用的润滑剂有硬脂酸镁、滑石粉、氢化植物油、硬脂酸、聚乙二醇、十二烷基硫酸镁、微粉硅胶等。

除上述四大辅料以外，片剂中还可加入一些着色剂、矫味剂等辅料，以改善口味和外观。

3. 制备方法　片剂的制备方法主要包括湿法制粒压片、干法制粒压片和直接压片，其中应用最广泛的是湿法制粒压片，主要适用于对湿、热稳定的药物，其制备工艺流程如下所示。

主药 + 辅料 (稀释剂、崩解剂) —混合均匀→ 混合辅料 —加润湿剂或黏合剂→ 软材

软材 —挤压过筛→ 湿颗粒 —干燥→ 干颗粒 —整粒→ —加润滑剂、外加崩解剂→ 压片

(1) 主药及辅料的处理：制备片剂用的主药及辅料一般要先经粉碎、过筛、混合操作。当主药为难溶性药物时，必须有足够的细度以保证混合均匀及溶出度符合要求；若药物量少，与辅料量相差悬殊时，可采用等量递增法混合；若其含量波动仍然较大，可采用溶剂分散法，即将量小的药物先溶于适宜的溶剂中再与其他成分混合。

(2) 制湿颗粒：湿颗粒是片剂制备的关键。首先必须根据主药性质，选择合适的润湿剂或黏合剂。制软材时要控制好润湿剂或黏合剂的用量，使软材达到“握之成团、触之即散”，并以握后掌上不黏粉为度。颗粒的大小一般根据片剂大小由筛网孔径来控制，一般大片(片重 0.3～0.5g)选用 14～16 目筛，小片(片重 0.3g 以下)选用 18～20 目筛制粒。

颗粒一般要求较圆整，可含有一部分小颗粒。如果颗粒中含细粉太多，说明黏合剂用量太少，如果颗粒呈长条状，则黏合剂用量太多，这两种颗粒烘干后往往会太松或太硬，都不符合压片用颗粒要求。

(3)干燥、整粒：制好的湿颗粒应尽快干燥，干燥的温度由物料的性质决定，一般控制在 50～70℃。湿颗粒干燥后往往粘连结块，需过筛整粒以便将粘连的颗粒散开，整粒用筛的孔径与制粒时所用筛孔相同或略小。整粒后加入润滑剂和需外加法加入的崩解剂，混匀。

(4)压片：计算片重后，采用单冲压片机压片即得。

4. 质量要求　片剂外观应完整光洁，色泽均匀，有适宜的硬度和耐磨性，以免包装、运输过程中发生磨损或破碎。除另有规定外，非包衣片应符合片剂脆碎

度检查法的要求。根据原料药物和制剂的特性，除来源于动、植物多组分且难以建立测定方法的片剂外，溶出度、释放度、含量均匀度等应符合要求。

5. 质量检查　制备的片剂需按照药典规定的质量标准进行检查，主要包括重量差异、崩解时限、微生物限度等。凡规定检查溶出度、释放度的片剂，一般不再进行崩解时限检查。

三、实验材料与仪器

1. 实验试剂与试药　维生素 C、淀粉、糊精、羧甲基纤维素钠(CMC-Na)、95%乙醇、干燥淀粉、羧甲基淀粉钠(CMS-Na)、硬脂酸镁、酒石酸等。

2. 实验仪器　单冲压片机、崩解仪、恒温干燥箱、脆碎度检查仪、电子天平、24 目筛、20 目筛、烧杯、胶头滴管、玻璃棒、乳钵、白瓷盘等。

四、实验内容

维生素 C 片

【处方】

维生素 C	5.0g
淀粉	4.0g
糊精	4.0g
CMC-Na 乙醇溶液	5.0～6.0ml
干燥淀粉	1.0g
硬脂酸镁	0.4g
CMS-Na	0.5g

【制法】

1. 黏合剂(CMC-Na 乙醇溶液)的制备　取 CMC-Na 1.7g 分次加入 500ml 热蒸馏水中，轻加搅拌使其溶解，然后加入 1g 酒石酸、500ml 95%乙醇，搅匀，即得。

2. 制片　称取维生素 C 粉 5.0g，并置于乳钵中研细；加淀粉、糊精各 4g，CMS-Na 0.5g 混匀；加 CMC-Na 乙醇溶液适量制软材；过 24 目筛制粒，颗粒于 60～70℃烘箱内干燥约 1 小时后，再经 20 目筛整粒；加入干燥淀粉 1g，硬脂酸镁 0.4g(后两者调匀后，再加入颗粒中)，混合均匀；用单冲压片机压片，每片重约 0.2g。

【质量检查】

1. 性状　本品为白色至略带淡黄色片，无斑点，光洁美观。

2. 重量差异　取供试品 20 片，精密称定总重量，求得平均片重后，再分别精密称定每片的质量，每片片重与标示片重或平均片重相比较，超出重量差异限度(±7.5%)的不得多于 2 片，并不得有 1 片超出限度的 1 倍。

3. 硬度测定　测定供试品 6 片，使用硬度测定仪测定其硬度数值，并取平均值。

4. 脆碎度测定 取若干片，使其总重约为 6.5 g，用吹风机吹去片剂脱落的粉末，精密称重，置脆碎度检查仪的圆筒中，转动 100 次，取出。同法除去粉末，精密称重，减失重量不得超过 1%，且不得检出断裂、龟裂及粉碎的片。本试验一般仅作 1 次；如减失重量超过 1%时，应复测 2 次，3 次的平均减失重量不得超过 1%，并不得检出断裂、龟裂及粉碎的片。

5. 崩解时限 取供试品 6 片，分别置于升降式崩解仪的吊篮的玻璃管中，启动崩解仪进行检查，各片均应在 15 分钟内全部崩解。如有 1 片不能完全崩解，应另取 6 片复试，均应符合规定。

【附注】

维生素 C 片主要用于预防维生素 C 缺乏症，也可用于各种急慢性传染疾病及紫癜等的辅助治疗。

五、注 意 事 项

(1) 维生素 C 在润湿状态较易分解变色，尤其与金属(如铜、铁)接触时，更易于变色。因此，制备时尽量避免与金属接触，缩短制粒时间，并宜在 60℃以下干燥。

(2) 处方加入酒石酸用以防止维生素 C 遇金属离子变色(其对金属离子有络合作用)，由于酒石酸量小，为了混合均匀，需先溶入黏合剂中。也可以改为 2%柠檬酸，同样具有稳定作用。

(3) 制软材时，黏合剂的用量应适宜，使软材达到“手握成团，轻压即散”。

六、实验结果及数据处理

(1) 将质量检查结果填入下列相应的表中(表 23-1～表 23-4)。

(2) 分析并讨论实验结果。

表 23-1 维生素 C 片的重量差异测定结果

编号	片重(g)	编号	片重(g)	20 片总重：
1		11		平均片重 $\bar{x}$ =
2		12		重量限度范围= $\bar{x}$ (1±7.5%)
3		13		=
4		14		超限的片(在表中用符号标记)
5		15		超限 1 倍的有 片
6		16		
7		17		结论：(不)符合规定
8		18		原因分析：
9		19		
10		20		

表 23-2 硬度测定结果

片号	1	2	3	4	5	6	平均值
硬度(*N*)							

表 23-3 脆碎度测定结果

试验次数	片数	实验前质量(g)	实验后质量(g)	脆碎度(%)
1				
2				
3				

表 23-4 崩解时限测定结果

片号	1	2	3	4	5	6
崩解时限(分钟)						
标准规定	6 片均应在 15 分钟内全部崩解					
结论	(不)符合规定					

七、思 考 题

(1) 制备维生素 C 片时，如何避免维生素 C 的降解？请从处方和工艺的角度加以说明。

(2) 片剂崩解时限不合格的主要原因和解决办法是什么？

(3) 产生片剂质量差异的主要原因是什么？

(4) 片剂硬度不合格的主要原因和解决办法是什么？

(何　宁)

实验 24 栓剂的制备

一、实 验 目 的

(1) 掌握模制成形法(热熔法)制备栓剂的工艺。

(2) 掌握置换价的测定方法和应用。

(3) 了解评定栓剂质量的方法。

二、实 验 原 理

1. 概述 栓剂系指原料药物与适宜基质制成供腔道给药的固体制剂。它能发挥局部作用或全身作用。栓剂因施用腔道的不同，分为直肠栓、阴道栓和尿道栓。

直肠栓为鱼雷形、圆锥形或圆柱形等；阴道栓为鸭嘴形、球形或卵形等；尿道栓一般为棒状。

2. 基质分类 栓剂常用基质分为油脂性基质，包括半合成脂肪酸甘油酯、可可豆脂、氢化植物油、聚氧乙烯山梨聚糖脂肪酸酯等；水溶性基质，包括聚氧乙烯硬脂酸酯、甘油明胶、泊洛沙姆、聚乙二醇类或其他适宜物质。根据需要可加入表面活性剂、稀释剂、润滑剂和抑菌剂等。常用水溶性或与水能混溶的基质制备阴道栓。

3. 制备方法 栓剂可用挤压成形法和模制成形法制备。制备栓剂用的固体原料药物，除另有规定外，应预先用适宜方法制成细粉或最细粉。可根据施用腔道和使用需要，制成各种适宜的形状。

为了使栓剂冷却后易从栓模中推出，模型应涂润滑剂。水溶性基质涂油性润滑剂，如液体石蜡；油溶性基质涂水性润滑剂如软皂、甘油各一份及 90%乙醇 5 份的混合液。

4. 置换价 不同的栓剂处方用同一模型制得的栓剂容积是相同的，但其质量则随基质与药物密度的不同而有差别。为了确定基质用量以保证栓剂剂量的准确，常需预测药物的置换价。置换价(f)定义为主药的质量与同体积的基质质量的比值。例如，碘仿的可可豆脂置换价为 3.6，即 3.6g 碘仿与 1g 可可豆脂所占的容积相当。由此可见，置换价即为药物的密度与基质密度之比值。故只有当药物和基质的密度相差较大或严格限制栓剂的数量时应测定置换价。可用下式计算：

$$f=\frac{W}{G-(M-W)} \tag{1}$$

式中：W 为每粒栓剂中主药的含量；G 为每粒纯基质栓剂的质量；M 每粒含药栓剂的质量。

根据求得的置换价，计算出每粒栓剂中应加的基质量(E)为：

$$E=G-\frac{W}{f} \tag{2}$$

5. 质量要求 栓剂中的原料药物与基质应混合均匀，其外形应完整光滑，放入腔道后应无刺激性，应能融化、软化或溶化，并与分泌液混合，逐渐释放出药物，产生局部或全身作用；并应有适宜的硬度，以免在包装或储存时变形。

6. 质量检查 包括如下内容：主药含量、外形、质量差异、融变时限和体外释放试验等。

三、实验材料与仪器

1. 实验试剂与试药 乙酰水杨酸、半合成脂肪酸甘油酯、PEG400、PEG6000。

2. 实验仪器 水浴锅、蒸发皿、栓模、融变时限检查仪。

四、实验内容

(一) 置换价的测定

纯基质栓的制备

【处方】

半合成脂肪酸甘油酯　　10g

【制法】

称取半合成脂肪酸甘油酯 10g 置蒸发皿中，待 2/3 基质熔化后停止加热，搅拌使全熔，倾入涂有润滑剂的栓剂模型中。冷却凝固后削去溢出部分，脱模，得完整的纯基质栓 4～5 枚，称重，每粒栓剂的平均重量为 G(g)。

含药栓的制备

【处方】

乙酰水杨酸　　3g
半合成脂肪酸甘油酯　　9g

【制法】

称取 3g 研细的乙酰水杨酸粉末(100 目)置于小研钵中；另外称取半合成脂肪酸甘油酯 9g 置于蒸发皿中，于水浴上加热，待 2/3 基质熔化后停止加热，搅拌使全熔，分次加至研钵中与乙酰水杨酸粉末研匀，倾入涂有润滑剂的栓剂模型中，迅速冷却固化，削去溢出部分，脱模，得完整的含药栓 4～5 枚，称重，每粒平均质量为 M(g)，含药量 $W=M\times x\%$，$x\%$为含药百分数。

置换价的计算

将上述得到的 G、M、W 代入式(1)可求得乙酰水杨酸的半合成脂肪酸甘油酯的置换价。

(二) 水溶性栓

PEG 基质栓剂的制备

【处方】

PEG400　　2.5g
PEG6000　　7.5g

【制法】

称取处方量的 PEG400 和 PEG6000，置蒸发皿中，于水浴上加热熔融混匀，趁热倾入涂有油脂性润滑剂的栓模中，冷却后，用刀刮平，脱模取出，包装即得。

甘油栓剂的制备

【处方】

甘油	35ml
无水碳酸钠	1g
硬脂酸	4g
水	13ml

【制法】

将无水碳酸钠和水共置于蒸发皿中搅拌溶解后，加入甘油在水浴上加热，缓慢加入研细的硬脂酸，边加边搅拌，至泡沸停止，溶液澄清，倾入涂有润滑剂的栓模，冷凝，刮平，脱模即得。

(三) 质量检查与评定

1. 外观与药物分散状况 检查栓剂的外观是否完整，表面亮度是否一致，有无斑点和气泡。将栓剂纵向剖开，观察药物分散是否均匀。

2. 重量差异检查 取栓剂 10 粒，精密称定总重量，求得平均粒重后，再分别精密称定每粒的重量。每粒重量与平均重量相比较(有标示粒重的中药栓剂，每粒重量应与标示粒重比较)，按表 24-1 中的规定，超出重量差异限度的不得多于 1 粒，并不得超出限度 1 倍。

表 24-1 重量差异限度表

平均粒重或标示粒重	重量差异限度
1.0g 及 1.0g 以下	±10%
1.0g 以上至 3.0g	±7.5%
3.0g 以上	±5%

3. 融变时限检查 融变时限检查的仪器装置和使用见第一部分。

除另有规定外，脂肪性基质的栓剂 3 粒均应在 30 分钟内全部融化、软化或触压时无硬心；水溶性基质的栓剂 3 粒均应在 60 分钟内全部溶解。如有 1 粒不符合规定，应另取 3 粒复试，均应符合规定。

五、注 意 事 项

(1) 为了保证药物与基质混匀，药物与熔化的基质应按等量递加法混合，但如果基质较少，天气较冷时，也可将药物加入熔化的基质中，充分搅匀。

(2) 灌模时应注意混合物的温度，温度太高混合物稠度小，栓剂易发生中空和顶端凹陷，故最好在混合物稠度较大时灌模，灌至模口稍有溢出为度，且要一次完成。灌好的模型应置于适宜的温度下冷却一定时间，冷却的温度不足或时间短，常发生黏模；相反，冷却温度过低或时间过长，则又可产生栓剂破碎的现象。

六、实验结果及数据处理

1. 乙酰水杨酸栓剂 结果记录于表 24-2。

表 24-2 乙酰水杨酸栓剂实验结果

	含药栓	空白栓
药物浓度	25%	0
半合成脂肪酸甘油酯(g)	9	10
乙酰水杨酸(g)	3	0
栓剂总重量(g)		
栓剂平均重量(g)	*M*	*G*
含主药量(g)	*W*	0

2. 置换价的计算 将上述得到的 *G*、*M*、*W* 代入式(1)可求得乙酰水杨酸的半合成脂肪酸甘油酯的置换价。

3. 栓剂的各项质量检查 结果记录于表 24-3。

表 24-3 栓剂各项质量检查结果

名称	外观	重量(g)	重量差异限度	融变时限(分钟)
乙酰水杨酸栓剂				
水溶性栓剂				

4. 处方与制备工艺设计 根据测定的乙酰水杨酸置换价，设计 8 粒含主药 0.3g/粒的乙酰水杨酸栓处方，并写出制备方法。

七、思 考 题

(1) 欲将药物制备成全身作用的栓剂应考虑哪几个方面？

(2) 测定药物的置换价在栓剂制备中有何意义？什么情况下可考虑不用测定置换价？

(3) 为什么栓剂要测定融变时限？

(陈 钢)

实验 25 软膏剂和乳膏剂的制备

一、实 验 目 的

(1) 掌握不同类型软膏基质的配制方法。

(2) 掌握乳膏剂基质的制备方法。

(3) 了解含药软膏的一般制备方法。

二、实验原理

1. 概述 软膏剂是指药物与油脂性或水溶性基质混合制成的均匀的半固体外用制剂。因药物在基质中分散状态不同，有溶液型软膏剂和混悬型软膏剂之分。溶液型软膏剂为药物溶解(或共熔)于基质或基质组分中制成的软膏剂；混悬型软膏剂为药物细粉均匀分散于基质中制成的软膏剂。

乳膏剂系药物溶解或分散于乳状液基质中形成的均匀的半固体外用制剂。乳膏剂由于基质不同，可分为水包油型乳膏剂与油包水型乳膏剂。

2. 基质分类 软膏剂和乳膏剂应均匀、细腻、有适当的黏稠性、易涂布于皮肤或黏膜上。其中基质占软膏和乳膏的绝大部分，除起赋形剂的作用外，还对制剂的质量及疗效起重要作用。软膏剂基质可分为油脂性基质和水溶性基质。油脂性基质常用的有凡士林、石蜡、液状石蜡、硅油、蜂蜡、硬脂酸、羊毛脂等；水溶性基质主要有聚乙二醇。

乳膏剂常用的乳化剂可分为水包油型和油包水型。水包油型乳化剂有钠皂、三乙醇胺皂类、脂肪醇硫酸(酯)钠类和聚山梨酯类；油包水型乳化剂有钙皂、羊毛脂、单甘油酯、脂肪醇等。

3. 制备方法 软膏剂的基质制备可根据药物及基质的性质选用研和法、融和法；乳膏基质采用乳化法制备。

4. 质量要求 软膏剂、乳膏剂在生产与贮藏期间应符合下列有关规定。

(1) 软膏剂、乳膏剂选用基质应根据各剂型特点、原料药物的性质、制剂的疗效和产品的稳定性。基质也可由不同类型基质混合组成。

(2) 软膏剂、乳膏剂基质应均匀、细腻，涂于皮肤或黏膜上应无刺激性。软膏剂中不溶性原料药物，应预先用适宜的方法制成细粉，确保粒度符合规定。

(3) 软膏剂、乳膏剂根据需要可加入保湿剂、抑菌剂、增稠剂、稀释剂、抗氧剂及透皮促进剂。除另有规定外，加入抑菌剂的软膏剂、乳膏剂在制剂确定处方时，该处方的抑菌效力应符合抑菌效力检查法(《中国药典》制剂通则 1121)的规定。

(4) 软膏剂、乳膏剂应具有适当的黏稠度，应易涂布于皮肤或黏膜上，不融化，黏稠度随季节变化应很小。

(5) 软膏剂、乳膏剂应无酸败、异臭、变色、变硬等变质现象。乳膏剂不得有油水分离及胀气现象。

(6) 除另有规定外，软膏剂应避光密封储存。乳膏剂应避光密封置 25℃以下储存，不得冷冻。

(7) 软膏剂、乳膏剂所用内包装材料，不应与原料药物或基质发生物理化学反应，无菌产品的内包装材料应无菌。

软膏剂、乳膏剂用于烧伤治疗如为非无菌制剂的，应在标签上标明“非无菌制剂”；产品说明书中应注明“本品为非无菌制剂”，同时在适应证下应明确“用于程度较轻的烧伤(Ⅰ°或浅Ⅱ°)”；注意事项下规定“应遵医嘱使用”。

5. 质量检查 除另有规定外，软膏剂、乳膏剂应进行以下相应检查。

(1) 粒度：除另有规定外，混悬型软膏剂、含饮片细粉的软膏剂照下述方法检查，应符合规定。

检查法：取供试品适量，置于载玻片上涂成薄层，薄层面积相当于盖玻片面积，共涂 3 片，照粒度和粒度分布测定法(《中国药典》通则 0982 第一法)测定，均不得检出大于 180μm 的粒子。

(2) 装量：照最低装量检查法(《中国药典》通则 0942)检查，应符合规定。

(3) 无菌：用于烧伤[除程度较轻的烧伤(Ⅰ°或浅Ⅱ°)外]或严重创伤的软膏剂与乳膏剂，照无菌检查法(《中国药典》通则 1101)检查，应符合规定。

(4) 微生物限度：除另有规定外，照非无菌产品微生物限度检查：微生物计数法(《中国药典》通则 1105)和控制菌检查法(《中国药典》通则 1106)及非无菌药品微生物限度标准(《中国药典》通则 1107)检查，应符合规定。

三、实验材料与仪器

1. 实验试剂与试药 蜂蜡、花生油、甘油、1%苯甲酸钠溶液、卡波姆 940、三乙醇胺、硬脂醇、白凡士林、液状石蜡、月桂醇硫酸钠、尼泊金乙酯、水杨酸。

2. 实验仪器 蒸发皿、研钵、水浴锅、温度计、电子天平。

四、实验内容

(一) 油脂性软膏基质

【处方】

蜂蜡 2.0g

花生油 8.0g

【制法】

取蜂蜡与花生油置蒸发皿中，在水浴上加热，熔化后离开水浴，不断搅拌至凝固，即得。

(二) 水溶性软膏基质

【处方】

甘油 12.2g

蒸馏水 12.4g

1%苯甲酸钠水溶液 0.5ml

卡波沫 940	0.13g
三乙醇胺	0.13g

【制法】

将甘油置烧杯内，缓缓加入卡波沫 940，搅拌使其均匀分散。加入蒸馏水搅匀，加入三乙醇胺搅匀，最后加入 1%苯甲酸钠水溶液并搅拌均匀，放置至呈凝胶状，即得。

【附注】

(1) 卡波沫 940 为白色疏松粉末，引湿性强，称量时应迅速。水溶液黏度低，呈酸性，碱化呈稠厚凝胶。无毒，对眼黏膜有严重刺激。

(2) 苯甲酸钠为防腐剂，甘油为保湿剂。

(三) 乳膏剂基质

【处方】

硬脂醇	1.8g
白凡士林	2.0g
液状石蜡	1.3ml
月桂醇硫酸钠	0.2g
尼泊金乙酯	0.02g
甘油	1.0g
蒸馏水适量	
制成	20.0g

【制法】

将硬脂醇、白凡士林、液体石蜡置蒸发皿内，于水浴上加热熔化(70～80℃)，为油相；另将月桂醇硫酸钠、甘油、尼泊金乙酯、水混合加热至同样温度，为水相；然后将水相以细流状加入油相中，边加边沿一个方向搅拌，至混合均匀后，离开水浴，并继续搅拌至冷凝成乳白色稠膏状。

【附注】

(1) 该处方制备时，水相、油相混合后应沿一个方向搅拌，否则难以得到合格的乳剂基质。

(2) 乳膏剂基质处方中，月桂醇硫酸钠为乳化剂，又称十二烷基硫酸钠。

(四) 5%水杨酸软膏和乳膏

【处方】

水杨酸	0.5g
油脂性基质(乳膏剂基质)	9.5g

【制法】

取水杨酸置乳钵中研细(或称取已过筛细粉)，用等量递加法加入处方量的基质，研匀，即得水杨酸软膏和水杨酸乳膏。

【适应证】

用于头癣、足癣及局部角质增生。

【用法用量】

局部外用，取适量本品涂于患处，一日 2 次。

【不良反应】

可有刺激感或接触性皮炎。大面积使用吸收后可出现水杨酸全身中毒症状，如头晕、神志模糊、精神错乱、呼吸急促、持续耳鸣、剧烈或持续头痛、刺痛。

五、注 意 事 项

(1) 决定乳膏剂基质类型的因素主要在于乳化剂的类型，但是还应考虑处方中水相与油相的用量的多少。例如，乳化剂虽为 O/W 型，但处方中水相的量比油相量少时，往往难以得到稳定的 O/W 形乳剂，会因转相而生成 W/O 型。

(2) 软膏剂和乳膏剂使用的基质不同，其性质和使用方向也不同，应注意区分。

六、思 考 题

(1) 结合实验所制得的水杨酸软膏和乳膏，软膏剂或乳膏剂应具有哪些质量要求？

(2) 制备软膏剂时，油脂性、水溶性、乳剂型基质三种基质如何选择？

(3) 制备软膏或乳膏时，药物的加入方法有哪些？

(卫世杰)

实验 26 膜剂的制备

一、实 验 目 的

(1) 掌握匀浆制膜法(涂膜法)制备小批量膜剂的方法和操作要点。

(2) 熟悉常用成膜材料的性质和特点。

(3) 了解膜剂的质量评价方法。

二、实 验 原 理

1. 概述 膜剂系指原料药物与适宜的成膜材料经加工制成的膜状制剂。膜剂可适用于口服、舌下、口腔、阴道、体内植入、皮肤和黏膜创伤、烧伤或炎症表面等各种途径给药，以发挥局部或全身作用。膜剂按结构分为单层膜、多层膜与夹心膜等。

2. 常用辅料　成膜材料及其辅料应无毒、无刺激性、性质稳定、与原料药物兼容性良好。膜剂成型主要取决于成膜材料。成膜材料的性能、质量不仅对膜剂成型工艺有影响，而且对膜剂的药效及成品质量产生重要影响。常用的成膜材料有聚乙烯醇、丙烯酸树脂类、纤维素类高分子材料等。

最常用的成膜材料为聚乙烯醇(PVA)，该材料系白色或淡黄色粉末或颗粒，微有特殊臭味。国内应用的多为PVA05-88和PVA17-88两种规格，平均聚合度分别为500和1700。后者聚合度大则分子质量大，因而在水中溶解度较小而黏度较大。该两种规格醇解度均为88%，此时水溶性最好，在温水中能很快溶解，4%水溶液pH约为6。

膜剂处方中除主药和成膜材料外，一般还需加入增塑剂、表面活性剂、填充剂、着色剂等附加剂，制备时需根据成膜材料性质加入适宜的脱膜剂(如液体石蜡、甘油等)。

3. 制备方法　膜剂的制备方法有多种。工业大生产可使用涂膜机，采用流涎法来制备。实验小量制备膜剂可采用刮板法，即选用大小适宜、表面平整的玻璃板，洗净，擦干，涂上少许脱膜剂。然后将浆液倒上，用有一定间距的刮刀(或玻璃棒)将其刮平后置一定温度的烘箱中干燥即可。

4. 质量要求　膜剂的外观应完整光洁，厚度一致，色泽均匀，无明显气泡。多剂量膜剂，分格压痕应均匀清晰，并能按压痕撕开。膜剂所用的包装材料应无毒、能够防止污染、方便使用，不能与药物或成膜材料发生理化作用。

5. 质量检查　除另有规定外，膜剂应进行含量均匀度、质量差异和微生物限度等质量检查项目。

三、实验材料与仪器

1. 实验试剂与试药　壬苯醇醚膜、聚乙烯醇、甘油、蒸馏水等。

2. 实验仪器　100ml烧杯、10ml量筒、100ml量筒、玻璃板、玻璃棒、电炉、纱布、手术刀(片)、烘箱、电子天平等。

四、实验内容

壬苯醇醚膜

【处方】

壬苯醇醚	5g
聚乙烯醇	7.5g
甘油	1g

水　　　　　　　20ml

【制法】

将壬苯醇醚、甘油和水，置于烧杯中微热、搅拌至溶解，冷却后加入聚乙烯醇，放置过夜。待聚乙烯醇完全润湿膨胀后，置70℃以下水浴加热至完全溶解，心要时趁热用100目尼龙筛网过滤，保温静置或超声波脱气。将脱气后的膜料倒在同温度的玻璃板下沿，用玻璃棒(两端卷3～4层胶布，不要滚动)向前推动膜料，将其刮平，并移至70～80℃烘箱干燥5～10min后立即脱膜，冷却，切成适宜大小，即可。

【质量检查】

1. 外观检查　膜剂外观应完整光洁，厚度一致，色泽均匀，无明显气泡。

2. 重量差异　除另有规定外，取供试品20片，精密称定总重量，求得平均重量，再分别精密称定各片的重量。每片重量与平均重量相比较，按表26-1中的规定，超出重量差异限度的不得多于2片，并不得有1片超出限度的1倍。

表26-1　膜剂重量差异限度

平均重量	重量差异限度
0.02g及0.02g以下	±15%
0.02g以上至0.20g	±10%
0.20g以上	±7.5%

[附注]本品具有杀精子作用，外用避孕。

五、注意事项

(1) PVA在浸泡溶胀时应加盖，以免水分蒸发，难以充分溶胀。溶解后应趁热过滤，除去杂质，放冷后不易过滤。

(2) 药物与胶浆混匀后应静置除去气泡，涂膜时不宜搅拌，以免形成气泡。除气泡后应及时制膜，久置后，药物易沉淀，使含量不均匀。

(3) 玻璃板应光洁，可预先涂少量液体石蜡，再预热至45℃，以利脱膜。

(4) 原料药物如为水溶性，应与成膜材料制成具有一定黏度的溶液；如为不溶性原料药物，应粉碎成极细粉，并与成膜材料等混合均匀。

六、思考题

(1) 小量制备膜剂时，常用哪些成膜方法？其操作要点及注意事项如何？

(2) 处方中的甘油起什么作用？膜剂中还有哪些辅料？它们各起什么作用？

(3) 制备膜剂时，如何防止气泡产生？

(何　宁)

实验 27　浸出制剂的制备

一、实 验 目 的

(1) 掌握用渗漉法制备流浸膏的方法。

(2) 掌握中药颗粒剂的制备方法。

(3) 了解流浸膏剂及中药颗粒剂的质量标准。

二、实 验 原 理

1. 概述　浸出制剂是指用适当的浸出溶剂和方法从药材(动、植物)中浸出有效成分所制成的供内服或外用的药物制剂。浸出制剂主要有汤剂、酒剂、酊剂、流浸膏剂、浸膏剂、煎膏剂等传统剂型，以及应用新技术、新工艺改革和发展的新剂型如中药颗粒剂、片剂、注射剂、膜剂、气雾剂、滴丸剂等。

2. 常用辅料　最常用浸出溶剂为水、乙醇，通常选用乙醇与水不同比例的混合溶剂，有利于选择性浸出有效成分。例如，90%以上乙醇溶液用于浸出挥发油、有机酸、内酯、树脂等；50%～70%的乙醇溶液适用于浸出生物碱、苷类等；50%以下的乙醇溶液适用于浸出蒽醌类等化合物。

为了增加浸出效果，或提高浸出成分的溶解度及浸出制剂的稳定性，有时也应用一些浸出辅助剂。常用的有以下几种。

(1) 酸或碱：有利于碱性成分或酸性成分的浸出。

(2) 甘油：稳定鞣质的作用，常与水、醇混合使用。

(3) 表面活性剂：利于对药材的湿润，能提高浸出效率，但用量不宜过多。

3. 制备方法

(1) 煎煮法：系指将药材加水煎煮。它是中国民间最早使用的传统方法。此法简便易行，成本低廉，且符合中医辨证论治的用药原则，至今仍为制备浸出制剂最常用的方法之一。经煎煮后，药材中的有效成分大部分可被提取出来。但用水煎煮时，很多无效成分也被浸出，特别是含淀粉、黏液质、糖类、蛋白质较多的药材，药液滤过较为困难，而且容易发霉、变质。

煎煮法适用于有效成分能溶于水，且对湿、热均较稳定的药材。他们除了用于制备汤剂、煎膏剂或流浸膏剂外，同时也是制备中药片剂、丸剂、散剂、颗粒剂及注射剂的基本浸出方法之一。

(2) 浸渍法：是将药材用适当的浸出溶剂在常温或加热下浸泡一定时间，使其所含有效成分浸出的一种常用方法。此法操作简便，设备简单。浸渍法的特点是药材用较多的浸出溶剂浸取，适用于黏性药材、无组织结构的药材、新鲜及易于膨胀的药材的浸取。但是，由于浸出效率差，不能将药材有效成分浸出完全，故不适用于贵重和有效成分含量低的药材的浸出。热浸法也不适用于挥发性成分及有效成分不耐热的药材的浸出。另外，浸渍法操作时间长，耗用溶剂较多，浸出液体积大，浸出液与药渣分离也较麻烦，这在应用上往往受到一定的限制。

(3) 渗漉法：是将药材适当粉碎后，加规定的溶剂均匀润湿，密闭放置一定时间，再均匀装入渗漉器内，然后在药粉上添加浸出溶剂使其渗过药粉，自下部流出浸出液的一种动态浸出方法，所得的浸出液称为漉液。

渗漉法主要用于流浸膏剂、浸膏剂或酊剂的制备。其浸出过程基本属于静态过程，故对毒性药、成分含量低的药材或贵重药材的浸出，以及高浓度浸出药剂的制备中，多采用渗漉法。但是，对新鲜及易膨胀的药材，无组织的药材则不宜应用渗漉法。

(4) 其他方法

1) 回流法系当浸出液受热后，溶剂变为蒸气，并经冷凝后，又变为液体而流回浸出器内，如此反复直至浸出完全为止。实际上是一种加热浸渍法，只不过溶剂可以循环使用，利用率高，浸出效果好。利用易挥发性溶剂如乙醇、氯仿等到加热浸出药材的有效成分时，为了减少溶剂使用的损失，保持药材溶剂持久的接触，一般都可采用回流法进行浸出。

2) 连续回流提取法又称索氏提取法。该法溶剂可循环使用，并且能不断更新，溶剂耗用量少，浸出完全。但浸出液在提取器中受热时间长，不适用于受热易破坏成分的浸出。

4. 质量要求　制备浸出药剂时，应使制品达到下述要求。

(1) 制品中所含有效成分尽可能做到定量检查。

(2) 无效成分和有害物质尽量除去。

(3) 制品应稳定，在一定期限内其组成和治疗作用不变。

5. 质量检查　各剂型按《中国药典》(2015 年版)四部制剂通则项下要求进行质量检查。

本次实验主要参照《中国药典》(2015 年版)收载的制备方法，制备桔梗流浸膏剂、感冒退热颗粒剂和板蓝根颗粒剂。

三、实验材料与仪器

1. 实验试剂与试药　桔梗、药用乙醇、大青叶、板蓝根、连翘、紫河车、糊精、淀粉。

2. 实验仪器　渗漉筒、脱脂棉、尼龙布、木槌、煎煮锅、水浴锅、电炉、20 目筛网、烘箱。

四、实验内容

(一) 桔梗流浸膏

【处方】

桔梗	40g
乙醇溶液(70%)	200ml
制成	40ml

【制法】

取桔梗中粉，按渗漉法，用70%乙醇作溶剂，浸渍30分钟后，以每分钟1～3ml的速度缓缓渗漉，收集初漉液34ml，另器保存，继续收集续漉液，浓缩，加入初漉液，混匀后用70%乙醇调整体积使成40ml，即得。

【功能与主治】

恶心性祛痰药。用于咳痰不爽。

【用法与用量】

口服，一次0.5～2ml，一日1.5～6ml。

【贮藏】

密封。

【质量检查】

(1) 乙醇量桔梗流浸膏的乙醇含量应在40%～50%。
(2) 甲醇量除另有规定外，供试液含甲醇量不得过0.05%(ml/ml)。
(3) 微生物限度照非无菌产品微生物限度检查，应符合规定。

【附注】

(1) 药材的润湿与浸渍时间应根据药材质地和溶剂种类进行选择，以能使药材充分润湿膨胀为度。

(2) 渗漉速度应适中，注意脱脂棉不宜过厚。

(二) 感冒退热颗粒剂

【处方】

大青叶	10g
板蓝根	10g
连翘	5g
草河车	5g

【制法】

中药颗粒剂的制备一般分为煎煮、浓缩、制粒、干燥、包装等几个过程。

1. 煎煮　将处方中的四味药，加入 8～10 倍水后，浸泡适当时间，煎煮 30 分钟，煎煮液滤过后备用；药渣加入 4～6 倍水，煎煮 20 分钟，滤过。合并两次滤液。

2. 浓缩　将合并的滤液进行加热浓缩，浓缩到一定稠度，再低温水浴浓缩至稠膏状。

3. 制粒　在浓缩好的稠膏中，加入 3 倍量的乳糖和 1 倍量的糊精作为吸收剂，混合均匀后得到“软材”。软材的要求是“手握成团，轻压即散”。制好的软材在 20 目筛上挤压过筛，即得颗粒。

4. 干燥　将制得的颗粒在 60℃下进行干燥，干燥好的颗粒再用 20 目筛进行整粒。

【功能主治】清热解毒。

【质量检查】

1. 粒度　不能通过一号筛和能通过五号筛的颗粒和粉末总和，不得过 15.0%。

2. 溶化性　取供试品 10g，加热水 20 倍，搅拌 5 分钟，立即观察。可溶性颗粒剂应全部溶化，允许有轻微浑浊。颗粒剂均不得有焦屑等异物。

3. 水分　除另有规定外，不得过 8.0%。

4. 干燥失重　供试品于 105℃干燥(含糖颗粒应在 80℃减压干燥)至恒重，减失质量不得超过 2.0%。

【附注】

(1) 加热煎煮及浓缩中，应注意控制火候的大小，谨防药物提取物煮焦，影响颗粒剂的疗效和口感。

(2) 软材制备中吸收剂的用量根据稠膏的含水量进行调整，糊精具有黏性，可根据稠膏的性质进行增减。

(三) 板蓝根颗粒剂

【处方】

板蓝根	50g(浓缩浸膏 10ml)
糊精	10g
糖粉	30g
乙醇	95%适量
颗粒	50g

【制法】

1. 提取　浸泡 30 分钟，煎煮 2 次，首次 45 分钟，过滤，保留滤液。药渣加

4～5 倍量水煎煮 30 分钟，过滤后合并滤液，浓缩成 1∶1(即浓缩成 50ml)，加入 95%的乙醇，边加边搅拌，使含醇量达 70%，静置使其沉淀。取上清液，加热浓缩为 10ml 浸膏备用。

2. 制颗粒 加入蔗糖、糊精，混匀，加入适量 95%乙醇，边加边搅拌，制软材，于 50℃烘箱干燥 15 分钟后，过 16 目筛整粒即得。

【质量检查】

1. 粒度 除另有规定外，取单剂量分装的颗粒剂 5 袋(瓶)或多剂量分装颗粒剂 1 包(瓶)，称定质量，置药筛内过筛。过筛时，将筛保持水平状态，左右往返轻轻筛动 3 分钟。不能通过一号筛和能通过四号筛的颗粒和粉末总和，不得过 8.0%。

2. 溶化性 取供试品 10g，加热水 20 倍，搅拌 5 分钟，立即观察。可溶性颗粒剂应全部溶化，允许有轻微浑浊；混悬性颗粒剂应能混悬均匀。泡腾性颗粒剂遇水时应立即产生二氧化碳并呈泡腾状。颗粒剂均不得有焦屑等异物。

3. 水分 除另有规定外，不得过 5.0%。

【附注】

(1) 板蓝根具有清热、解毒、凉血的作用，临床用于治疗流感、流行性脑脊髓膜炎、乙型脑炎、肺炎、丹毒、热毒发斑、神昏吐衄、咽肿、痄腮、火眼、疮疹、舌绛紫暗、喉痹、烂喉丹痧、大头瘟疫、痈肿；可防治流行性乙型脑炎、急慢性肝炎、流行性腮腺炎、骨髓炎。

(2) 浓缩药液时如果溶液过稠或快要浓缩成浸膏时应将火力减弱、缓慢间隔加热，以免浸膏底部因受热不均而变糊。

(3) 制备软材时应根据浸膏的黏稠程度、辅料加入后的情况适量滴加乙醇。

五、思 考 题

(1) 渗漉法适合哪些药材的提取？

(2) 渗漉法提取中应注意哪些影响因素？

(3) 可溶性颗粒剂需要做哪些检查项目？

(4) 本实验所用的制粒方法是什么？请写出其制备的一般的流程。

(卫世杰)

实验 28 固体分散物和滴丸剂的制备

一、实 验 目 的

(1) 掌握固体分散物常用的载体材料。

(2) 掌握固体分散物的制备方法。

(3) 掌握滴丸剂中基质与冷凝液选择的原则。

(4) 熟悉共沉淀物提高溶出速率的原理和应用。

(5) 了解滴丸机的结构及使用方法。

二、实验原理

(一) 固体分散物

1. 概述 固体分散物是一种难溶性药物以分子、胶态、微晶或无定形状态，高度分散在另一种水溶性、难溶性或肠溶性材料中呈固体状态的中间体。

固体分散物能增加药物溶解度与稳定性，液体药物可粉末化，可防止挥发性成分挥发，掩盖药物的不良气味或味道，调节释药速率，提高药物的生物利用度，降低药物的刺激性与毒副作用等。

2. 载体材料 固体分散物的溶出速率在很大程度上取决于所用载体材料的特性。

(1) 条件：无毒、无致癌性、不与药物发生化学变化、不影响主药的化学稳定性、不影响药物的药效与含量检测、能使药物得到最佳分散状态或缓释效果、价廉易得。

(2)分类：分为水溶性、难溶性和肠溶性三大类。

1) 水溶性载体材料：聚乙二醇类、聚维酮类、表面活性剂类、有机酸类、糖类与醇类。

2) 难溶性载体材料：乙基纤维素 EC、聚丙烯酸树脂类，其他类有胆固醇、β谷甾醇、棕榈酸甘油酯、胆固醇硬脂酸酯、巴西棕榈蜡及蓖麻油蜡等脂质材料。

3) 肠溶性载体材料：有醋酸纤维素酞酸酯、羟丙甲纤维素酞酸酯、羟甲乙纤维素等。

3. 常用的固体分散技术 熔融法、溶剂法(亦称共沉淀法)、溶剂-熔融法、溶剂-喷雾(冷冻)干燥法、研磨法、双螺旋挤压法。

4. 验证方法 固体分散物常用的验证方法有体外溶出速率法、热分析法、X射线衍射法、红外光谱法、核磁共振谱法等。

(二) 滴丸

1. 概述 滴丸系指固体或液体药物与基质加热熔化混匀后，滴入不相混溶的冷凝液中，收缩冷凝而制成的制剂。这种滴法制丸的过程，实际上是将固体分散物制成滴丸的形式。

滴丸剂的主要特点有药物高度分散、发挥药效迅速、生物利用度高；可使液态药物固体化；通过滴丸基质的调节可以使药物发挥速效或缓释效果；剂量准确、质量稳定、工艺条件易于控制；设备简单、操作方便、生产率高；除口服外还可用于局部用药，如耳、鼻、眼科及腔道给药等。

2. 基质分类 分为水溶性及非水溶性两大类。

(1) 水溶性基质：聚乙二醇类、聚氧乙烯硬脂酸酯、硬脂酸钠、甘油明胶、尿素、泊洛沙姆(本品为聚氧乙烯聚氧丙烯共聚物，可溶于水，用于滴丸制备时需用二甲基硅油作冷凝液。为表面活性剂，熔化时有利于增加药物的溶解，在水中溶解时有增溶作用，可进一步提高药物的生物利用度)。

(2) 非水溶性基质：硬脂酸、单硬脂酸甘油酯、虫蜡、氢化植物油、十八醇(硬脂醇)、十六醇(鲸蜡醇)等。

冷凝液主要分为两类：一是水性冷凝液，常用的有水或不同浓度的乙醇等，适用于非水溶性基质的滴丸；二是油性冷凝液，常用的有液状石蜡、二甲基硅油、植物油、汽油或它们的混合物等，适用于水溶性基质的滴丸。

3. 制备方法 滴丸的制备方法称为滴制法。首先将药物溶解、乳化或混悬于适宜的熔融基质中，并通过一适宜的口径的滴管，滴入另外一种不相混溶的冷凝剂中，这时含有药物的基质骤然冷却，由于温度的降低，基质中药物的溶解度也随之减小而产生过饱和状态或析出结晶，但由于基质在快速冷却中黏度增大且很快凝固，阻止了药物结晶或结晶聚集长大，促使药物以过饱和或细微结晶形式分散于基质中而成为高度分散的状态。

滴制法所制的丸重和滴丸的形态与滴管口径、熔融液温度、冷凝液的密度、上下温度差及滴管距冷凝液面距离等因素均有关。在一定条件下，滴管内径大则滴制的丸也大，反之则小。基质温度升高，使表面张力降低，则丸重减少，反之则大，故滴制过程中应保持温度恒定，以避免造成丸重差异。

药物制成滴丸后，由于药物在基质中呈高度分散的状态，可增加药物的溶解度和溶出速度，提高生物利用度，产生快速的疗效，同时能减少剂量而降低毒副作用，还可使液态药物固体化而便于应用。利用不同基质，也可实现缓释或控释的目的。

4. 质量检查 《中国药典》(2015 年版)四部制剂通则(0108)规定：滴丸剂的质量检查包括外观、质量差异、溶散时限及微生物限度等项目。

(1) 外观：滴丸应圆整，大小色泽应均匀，无粘连现象，表面的冷凝液应除去。

(2) 重量差异：除另有规定外，取滴丸剂供试品 20 丸，精密称定总重量，求得平均丸重后，再分别精密称定每丸的重量，每丸重量与标示丸重相比较(无标示丸重的，与平均丸重比较)，按表 28-1 的规定，超出重量差异限度的不得多于 2 丸，并不得有 1 丸超出限度 1 倍。

表 28-1 滴丸剂重量差异限度

标示丸重或平均丸重	重量差异限度
0.03g 及 0.03g 以下	±15%
0.03g 以上至 0.10g	±12%
0.10g 以上至 0.30g	±10%
0.30g 以上	±7.5%

(3) 溶散时限：除另有规定外，取滴丸 6 粒，照《中国药典》(2015 年版)四部制剂通则崩解时限检查法(0921)检查，普通滴丸应在 30 分钟内全部溶散，包衣滴丸应在 1 小时内全部溶散。如有 1 粒不能全部溶散，则应另取 6 粒，同法复试，均应符合规定。

(4) 微生物限度：照《中国药典》(2015 年版)四部制剂通则微生物限度检查法(1105、1106)及非无菌药品微生物限度标准(1107)检查，应符合规定。

三、实验材料与仪器

1. 实验试剂与试药　利福平、PEG400、PEG6000、液状石蜡、盐酸、磷酸二氢钾、磷酸氢二钾、市售的利福平胶囊(规格：0.15mg)、氯霉素。

2. 实验仪器　DWJ-2000S3 实验滴丸机、托盘天平、100 ml 蒸发皿、温度计、恒温水浴锅、滤纸、电子天平(0.1mg)、崩解时限测定仪、智能溶出仪、754 型分光光度计、5ml 注射器、0.45μm 微孔滤膜、25ml 量瓶、1cm 比色杯、1000ml 烧杯、50ml 烧杯。

四、实验内容

(一) 利福平滴丸

【处方】

利福平	0.6g
PEG400	1.2g
PEG6000	4.2g

【制法】

(1) 将 PEG400、PEG6000 置蒸发皿中，于水浴上加热至熔融。

(2) 将利福平加到熔融的基质中，水浴加热至全部分散。

(3) 将药液迅速倒入滴丸机的贮液器中，于 75℃油浴恒温 10 分钟，打开阀门，控制滴速，将熔融的药液滴入低温的液状石蜡冷凝液中。

(4) 收集滴丸，用滤纸擦尽表面的液状石蜡，自然干燥，即得。

【质量检查】

1. 外观　本品应为鲜红色，呈球状，大小均匀，色泽一致。

2. 重量差异　在合格滴丸中任取 20 丸，称重(平均重量、每丸重量)，计算重量差异。每丸重量与平均丸重比较，按表 28-1 的规定，超出重量差异限度的不得多于 2 丸，并不得有 1 丸超出限度 1 倍。

3. 溶散时限　在合格滴丸中任取滴丸 6 粒，照《中国药典》(2015 年版)四部制剂通则崩解时限检查法(0921)检查，在 30 分钟内全部溶散，则为合格。

4. 溶出度的测定 以市售的利福平胶囊做对照，采用溶出度测定法考察自制利福平滴丸的速释效果。

(1) 利福平滴丸：在合格滴丸中任取 6 粒自制的利福平滴丸，照溶出度与释放度测定法(通则 0931 第一法)，以盐酸溶液(9→1000)900ml 为溶出介质，转速为每分钟 50 转，依法操作，分别在 5 分钟、10 分钟、20 分钟、30 分钟、45 分钟时，取溶液适量(同时立即补充相同体积、温度的溶出介质)，微孔滤膜滤过，精密量取续滤液适量，用磷酸盐缓冲液(取磷酸二氢钾 3.02g 与磷酸氢二钾 6.2g，加水溶解成 1000ml，pH 为 7.0)定量稀释制成每 1ml 中约含利福平 20μg 的溶液，照紫外-可见分光光度法(通则 0401)，立即在 474nm 的波长处测定吸光度，按 $C_{43}H_{58}N_4O_{12}$ 的吸收系数($E_{1cm}^{1\%}$)为 187 计算每粒滴丸的溶出量。绘制滴丸的溶出度曲线，与市售的利福平胶囊的溶出度进行比较。

(2) 利福平胶囊：取 6 粒市售的利福平胶囊(规格：0.15mg)，照溶出度与释放度测定法(通则 0931 第一法)，以盐酸溶液(9→1000)900ml 为溶出介质，转速为每分钟 50 转，依法操作，分别在 5 分钟、10 分钟、20 分钟、30 分钟、45 分钟时，取溶液适量(同时立即补充相同体积、温度的溶出介质)，微孔滤膜滤过，精密量取续滤液适量，用磷酸盐缓冲液(取磷酸二氢钾 3.02g 与磷酸氢二钾 6.2g，加水溶解成 1000ml，pH 为 7.0)定量稀释制成每 1ml 中约含利福平 20μg 的溶液，照紫外-可见分光光度法(通则 0401)，立即在 474nm 的波长处测定吸光度，按 $C_{43}H_{58}N_4O_{12}$ 的吸收系数($E_{1cm}^{1\%}$)为 187 计算每粒的溶出量。绘制胶囊的溶出度曲线，与自制的利福平滴丸的溶出度进行比较(《中国药典》(2015 年版)二部规定利福平胶囊 45 分钟时的溶出限度为标示量的 75%，应符合规定)。

【附注】

1. 用途 本制剂为抗结核药。

2. 处方分析 PEG400 和 PEG6000 都是水溶性基质，两者以适当比例混合可以调节基质的溶解性，使主药利福平在体内被更快的释放，更好地发挥药效。

(二) 氯霉素滴丸的制备

【处方】

氯霉素	2g
PEG6000	16g

【制法】

(1) 按处方称取 PEG6000 于小烧杯中，在水浴上加热熔化，加入氯霉素，搅拌使溶解至澄明。

(2) 置滴丸机的贮液器内，于 80℃油浴恒温 30 分钟，打开阀门，控制滴速，将熔融的药液滴入低温的液状石蜡冷凝液中。

(3) 滴制完毕，静置半小时，待冷凝完全，收集滴丸，沥净，用滤纸擦去滴丸上的液状石蜡，自然干燥，即得。

【质量检查】

1. 外观 应呈球状，大小均匀，色泽一致。

2. 重量差异 取供试品 20 丸，精密称定总重量，求得平均丸重后，再分别精密称定每丸的重量。每丸重量与标示丸重相比较，超出重量差异限度的不得多于 2 丸，并不得有 1 丸超出限度 1 倍。

3. 溶散时限 除另有规定外，取供试品 6 丸，选择适当孔径筛网的吊篮(丸剂直径在 2.5mm 以下的用孔径约 0.42mm 的筛网；在 2.5～3.5mm 的用孔径约 1.0mm 的筛网；在 3.5mm 以上的用孔径约 2.0mm 的筛网)，按照《中国药典》(2015 年版)四部制剂通则崩解时限检查法(通则 0921)项下的方法检查。滴丸剂不加挡板检查，应在 30 分钟内全部溶散。上述检查，应在规定时间内全部通过筛网。如有细小颗粒状物未通过筛网，但已软化且无硬心者可按符合规定论。

【附注】

1. 用途 本制剂为抗菌药。

2. 处方分析 以微溶于水的氯霉素为模型药物，PEG6000 为水溶性基质。氯霉素的熔点为 149～153℃，约在 85℃能与熔点为 55～68℃的 PEG6000 形成共熔物，提高了氯霉素的溶解度而增加疗效。

五、注 意 事 项

(1) 滴丸的成型与基质种类、含药量、冷却液及冷却温度等多种因素有关。要保证滴丸圆整成形、重量差异合格的制备关键是：选择适宜基质；确定合适的滴管内外口径；滴制过程中保持恒温；及时冷凝等。

(2) 滴丸制备中冷凝液的相对密度应轻于或重于基质，但两者不宜相差太大，以免滴丸上浮或下沉过快，造成圆整度不好。

(3) 滴制时药液温度不得低于 80℃，否则在滴口易凝固不易滴下。

(4) 氯霉素在水中溶解度很小(1∶400)，不易在浓液中维持较高浓度。水溶性的 PEG6000 熔点较低(54～60℃)，能与氯霉素互溶，故氯霉素在滴丸中分散度大、溶解快、奏效迅速。

六、实验结果及数据处理

1. 利福平滴丸

(1)外观观察结果。

(2)重量差异测定结果(表 28-2)。

表 28-2 利福平滴丸的重量差异测定结果

编号	1	2	3	4	5	6	7	8	9	10	11	12	13	14	15	16	17	18	19	20
平均重量(g)																				
每丸重量(g)																				
重量差异(%)																				

(3)溶散时限测定结果(表 28-3)。

表 28-3 利福平滴丸的溶散时限测定结果

编号	1	2	3	4	5	6
溶散时间(分钟)						

(4)溶出度测定结果(表 28-4、表 28-5)。

表 28-4 自制利福平滴丸的溶出度测定结果

时间(分钟)	1	2	3	4	5	6
5						
10						
20						
30						
45						

表 28-5 市售利福平胶囊的溶出度测定结果

时间(分钟)	1	2	3	4	5	6
5						
10						
20						
30						
45						

2. 氯霉素滴丸

(1) 外观观察结果。

(2) 重量差异测定结果(表 28-6)。

表 28-6 氯霉素滴丸的重量差异测定结果

编号	1	2	3	4	5	6	7	8	9	10	11	12	13	14	15	16	17	18	19	20
平均重量(g)																				
每丸重量(g)																				
重量差异(%)																				

(3)溶散时限测定结果(表 28-7)。

表 28-7 氯霉素滴丸的溶散时限测定结果

编号	1	2	3	4	5	6
溶散时间(分钟)						

七、思 考 题

(1) 影响滴丸成型的因素有哪些?
(2) 影响滴丸圆整度的因素有哪些?
(3) 滴丸在应用上有何特点?
(4) 滴丸在制备过程中的关键是什么?

(田 燕)

实验 29 包合物的制备

一、实 验 目 的

(1) 掌握饱和水溶液法制备包合物的工艺。
(2) 掌握包合物收率及挥发油包合物含油率的计算方法。

二、实 验 原 理

1. 概述 包合物(inclusion compound 或 inclusion complex)系指一种分子被全部或部分包合于另一种分子的空穴结构内形成的复合物。包合材料，称为主分子(host molecules)，具有较大的空穴结构，足以将药物(称为客分子，guest molecules 或 enclosed molecule)容纳在内，通常按 1∶1 比例形成分子囊(molecular capsules)。

药物作为客分子与包合材料分子形成包合物后，溶解度增大、稳定性提高、液态药物粉末化，可防止挥发性成分挥发，掩盖药物的气味或味道，调节药物释放速率，提高生物利用度，降低药物毒副作用等。

本实验的客分子薄荷油是从唇形科植物薄荷中提取的淡绿色挥发性精油，相对密度为0.970～0.990g/ml，主含薄荷醇(menthol，相对分子质量156.27)，具有良好的清凉、消炎、止痒、解痉作用，临床上主要用于外感风热、头痛目赤、咽痛、牙痛等。现有薄荷油滴鼻液及胶囊等剂型，将薄荷油制成包合物后，可避免由于受热和长期储存遭受损失，液态油变成固体粉末，便于配方，还具有缓释作用。

2. 包合材料 目前药物制剂中常用的包合材料为环糊精及其衍生物。

环糊精(cyclodextrin，CD)系淀粉用嗜碱性芽孢杆菌培养得到的环糊精葡聚糖转位酶(cyclodextrin glucanotransferase)作用后形成的产物，是由6～12个*D*-葡萄糖分子以1，4-糖苷键连接的环状低聚糖化合物，为水溶性、非还原性的白色结晶性粉末。常见的环糊精有α、β、γ3种，它们的空穴内径与物理性质有很大差别。其中β-环糊精(β-CD)的空穴内径为0.7～0.8nm，20℃水中溶解度为18.5g/L，随着温度升高溶解度增大，在40、60、80、100℃时的溶解度分别为37、80、183、256g/L。采用饱和水溶液法可方便制备包合物，即用主分子的饱和溶液与客分子相混，再降低温度，客分子进入主分子的空穴中，包合物从水中析出，便于分离。

常见的环糊精衍生物有羟丙基-β-环糊精、甲基-β-环糊精、乙基-β-环糊精、羟乙基-β-环糊精等。

3. 制备方法 常用的包合物制备方法有饱和水溶液法、研磨法、超声波法、冷冻干燥法和喷雾干燥法等。

本实验采用最为常用的饱和水溶液法，该法也称为重结晶法或沉淀法，先将包合材料制成饱和水溶液，加入药物，对于水不溶性药物，可先溶于少量有机溶剂，再注入包合材料的饱和水溶液，搅拌直到成为包合物为止。用适当方式(如冷藏、浓缩、加沉淀剂等)使包合物析出，再将得到的固体包合物过滤、洗涤、干燥即可。

4. 质量检查

(1) 性状考察：观察其外观形态、色泽等。

(2) 测定含油量，计算包合物的收率、含油率、油的收率。

$$\text{包合物的收率}=\frac{\text{包合物实际量(g)}}{\text{投入的环糊精量(g)}+\text{投油量(g)}}\times 100\% \tag{29-1}$$

$$\text{含油率}=\frac{\text{包合物中实际含油量(g)}}{\text{包合物量(g)}}\times 100\% \tag{29-2}$$

$$\text{油的收率}=\frac{\text{包合物中实际含油量(ml)}}{\text{投油量(ml)}}\times 100\% \tag{29-3}$$

5. 包合物的验证　验证包合物形成的方法主要有薄层色谱法、差示扫描量热法、X 射线衍射法、电镜扫描法、紫外可见分光光度法、红外分光光度法、核磁共振法等。

三、实验材料与仪器

1. 实验试剂与试药　β-环糊精、薄荷油、无水乙醇、蒸馏水等。

2. 实验仪器　磁力搅拌器、电炉、循环水式真空泵、挥发油提取器、烧瓶、搅拌子、温度计、量杯、移液管、洗耳球、药匙等。

四、实 验 内 容

薄荷油 β-环糊精包合物

【处方】

薄荷油	1ml
β-环糊精	4g
无水乙醇	5ml
蒸馏水	50ml

【制法】

1. β-环糊精饱和水溶液的制备　称取 β-环糊精 4g，置 100ml 具塞锥形瓶中，加入蒸馏水 50ml，加热溶解，保持(50±1)℃，即得，备用。

2. 薄荷油 β-环糊精包合物的制备　精密量取薄荷油 1ml，在磁力搅拌下缓慢滴入于(50±1)℃的 β-环糊精饱和水溶液中，出现浑浊并逐渐有白色沉淀析出，继续恒温搅拌 2.5 小时，待沉淀析出完全，抽滤至干，用无水乙醇 5ml 洗涤 3 次，抽滤至干，置真空干燥器中干燥，称重，计算收率。

【质量检查】

1. 包合物的性状考察　观察其外观形态、色泽等。

2. 测定含油量，计算油的收率　含油量的测定：取包合物置于 250ml 圆底烧瓶中，加水 150ml，用挥发油提取器提取薄荷油(参见《中国药典》附录之挥发油测定法)，计算油的收率。

3. TLC 法验证

(1) 硅胶 G 板的制作：称取硅胶 G，与 0.3%羧甲基纤维素钠水溶液按 1g∶3ml 的比例混合调匀，铺板，110℃活化 1 小时，备用。

(2) 样品的制备：取薄荷油-β-环糊精包合物 0.5g，加 95%乙醇 2ml 溶解，过滤，滤液为样品 $a_{薄}$，薄荷油 2 滴，加无水乙醇 2ml 溶解，为样品 $b_{薄}$。

(3) TLC 条件：取样品 $a_{薄}$、$b_{薄}$各 10μl，点于同一硅胶 G 板上，用含 15%石油醚的乙酸乙酯为展开剂，展开前将板置于展开槽中饱和 15 分钟，上行展开，展距 15cm，1%香荚兰醛浓硫酸溶液为显色剂，喷雾后烘干显色。

【附注】

处方中薄荷油为主药，为客分子，临床上主要用于皮肤或黏膜产生清凉感以减轻疼痛等不适；β-环糊精为包合材料，为主分子；水为溶剂；乙醇用于洗涤未被包合的薄荷油。

五、注 意 事 项

(1) 在包合物制备过程中，溶液温度应保持在(50±1)℃，温度太低不能使环糊精充分溶解，太高则会造成薄荷油挥发，同时保持充分的搅拌时间，否则影响收率。

(2) 选择合适的挥发油提取器，并保证接合部分严密以防挥发油逸出。

六、实验结果及数据处理

(1) 描述薄荷油-β-环糊精包合物的性状。

(2) 计算薄荷油-β-环糊精包合物油的收率(表 29-1)。

表 29-1 薄荷油-β-环糊精包合物油的收率

投油量(ml)	包合物中实际含油量(ml)	油的收率(%)

七、思 考 题

(1) 制备包合物的关键是什么？应如何进行控制？

(2) 本实验为什么选用 β-环糊精为主分子？它有什么特点？

附 图

挥发油测定仪器装置如图 29-1 所示。

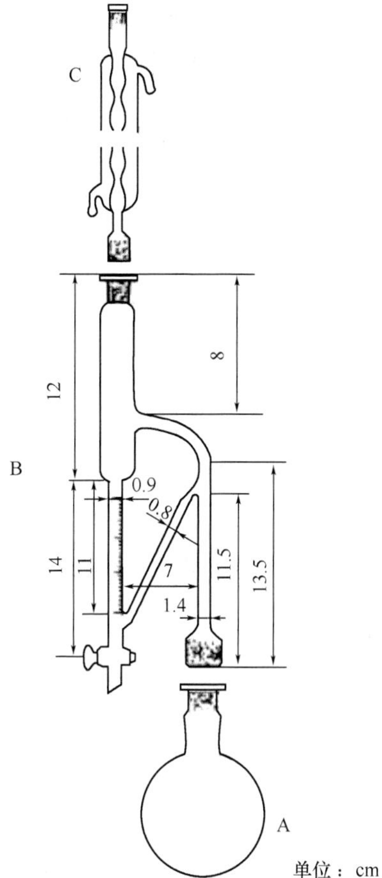

图 29-1　挥发油测定仪器装置示意图

A. 圆底烧瓶；B. 挥发油沉淀器；C. 回流冷凝管

(王晓明)

实验 30　微囊的制备

一、实验目的

(1) 掌握单凝聚法和复凝聚法制备微囊的方法。

(2) 了解成囊条件，影响成囊的因素及控制方法。

二、实验原理

1. 概述　微囊系指固态或液态药物被载体辅料包封成的小胶囊。通常粒径在 1～250μm 的称微囊，而粒径 0.1～1μm 的称亚微囊，粒径在 10～100nm 的称纳米囊。根据临床需要，可将微囊制成散剂、胶囊剂、片剂、注射剂及软膏剂等。近10 年报道得较多的是多肽蛋白类、酶类(包括疫苗)、激素类药物的微囊化，以减少活性损失和变性。

2. 常用载体辅料 载体辅料通常可分为以下三类。

(1) 天然材料：在体内生物相容和可生物降解的有明胶、阿拉伯胶、蛋白质(如白蛋白)、淀粉、壳聚糖、海藻酸盐、磷脂、胆固醇、脂肪油、植物油等。

(2) 半合成材料：分为在体内可生物降解与不可生物降解两类。在体内可生物降解的有氢化大豆磷脂、聚乙二醇二硬脂酰磷脂酰乙醇胺等；不可生物降解的有甲基纤维素、乙基纤维素、羧甲纤维素盐、羟丙甲纤维素、邻苯二甲酸乙酸纤维素等。

(3) 合成材料：分为在体内可生物降解与不可生物降解两类。可生物降解材料应用较广的有聚乳酸、聚氨基酸、聚羟基丁酸酯、乙交酯-丙交酯共聚物等；不可生物降解的材料有聚酰胺、聚乙烯醇、丙烯酸树脂、硅橡胶等。

此外，在制备微粒制剂时，可加入适宜的润湿剂、乳化剂、抗氧剂或表面活性剂等。

3. 制备方法 微囊的制备方法很多，可归纳为物理化学法、化学法及物理机械法等。其中以物理化学法中的单凝聚法和复凝聚法较为常用。

(1) 复凝聚法：利用一些亲水胶体带有电荷的性质，当两种或两种以上带相反电荷的胶体溶液混合时，因电荷中和而产生凝聚。例如，阿拉伯胶带负电荷，明胶在等电点以上带负电荷而在等电点以下带正电荷，药物先与负电胶体阿拉伯胶混合，制成混悬液或乳剂，在 40～60℃温度下与等量的明胶溶液混合，然后用稀酸逐步调节 pH 至明胶的等电点 4.5 以下，使明胶全部带正电荷，与带负电荷的阿拉伯胶凝聚，包裹药物而成微囊。

(2) 单凝聚法：应用一种高分子成囊材料(本实验用明胶)，加入亲水的电解质(如 Na_2SO_4)，使胶体凝聚包裹药物成微囊。该工艺中，高分子囊材在水溶液中胶粒周围形成水合膜，用凝聚剂(强亲水性的电解质或非电解质)与水合膜的水结合，致使囊材的溶解度降低，在搅拌条件下自体系中凝聚成囊而析出，然后根据囊材性质进行固化。

4. 质量要求及质量评价

(1) 有害有机溶剂的限度检查：在生产过程中引入有害有机溶剂时，应按残留溶剂测定法(《中国药典》通则 0861)测定，凡未规定限度者，可参考人用药品注册技术要求国际协调会(ICH)指导原则，否则应制定有害有机溶剂残留量的测定方法与限度。

(2) 形态、粒径及其分布的检查与形态观察：微粒制剂可采用光学显微镜、扫描或透射电子显微镜等观察，均应提供照片。微囊形态应为圆整球形或椭圆形的封闭囊状物。粒径及其分布应提供粒径的平均值及其分布的数据或图形。测定粒径有多种方法，如光学显微镜法、电感应法、光感应法或激光衍射法等。

(3) 载药量和包封率的检查：微粒制剂应提供载药量和包封率的数据。若得到的是分散在液体介质中的微粒制剂，应通过适当方法(如凝胶柱色谱法、离心法或透析法)进行分离后测定，包封率一般不得低于 80%。

(4) 突释效应或渗漏率的检查：药物在微粒制剂中的情况一般有三种，即吸附、包入和嵌入。在体外释放试验时，表面吸附的药物会快速释放，称为突释效应。开始 0.5 小时内的释放量要求低于 40%。若微粒制剂产品分散在液体介质中储存，应检查渗漏率。

(5) 氧化程度的检查：含有磷脂、植物油等容易被氧化载体辅料的微粒制剂，需进行氧化程度的检查。

(6) 其他规定：微粒制剂还应分别符合有关制剂通则(如片剂、胶囊剂、注射剂、眼用制剂、鼻用制剂、贴剂、气雾剂等)的规定。若微粒制剂制成缓释、控释、迟释制剂，则应符合缓释、控释、迟释制剂指导原则(《中国药典》通则 9013)的要求。

(7) 靶向性评价：具有靶向作用的微粒制剂应提供靶向性的数据，如药物体内分布数据及体内分布动力学数据等。

三、实验材料与仪器

1. 实验试剂与试药　对乙酰氨基酚、明胶、稀盐酸、硫酸钠、鱼肝油、阿拉伯胶、乙酸。

2. 实验仪器　恒温磁力搅拌器、显微镜、研钵。

四、实 验 内 容

(一) 对乙酰氨基酚明胶微囊

【处方】

对乙酰氨基酚	1g
明胶	1g
稀盐酸	适量
60%Na_2SO_4	适量
蒸馏水	适量

【制法】

混悬液的制备：取明胶，加适量水待其溶胀后用 20ml 水溶解，另称取对乙酰氨基酚于乳钵中，以明胶液加液研磨，尽量使混悬液的颗粒细小、均匀。在显微镜下观察混悬颗粒并记录。

成囊：将对乙酰氨基酰混悬液转入 100ml 烧杯中，加适量水使总量为 30ml，用10%盐酸溶液调pH3.8～4.0，于50℃恒温搅拌，滴加60%硫酸钠溶液适量，至显微镜下观察微囊形成并绘图。

【附注】

(1) 本实验所需水均为蒸馏水或去离子水，以免干扰凝聚。

(2) 60%硫酸钠溶液，由于其浓度较高，温度低时，很易析出结晶，故应配制后加盖放置于约50℃保温备用。

(二) 鱼肝油明胶-阿拉伯胶微囊

【处方】

鱼肝油	1.8g
阿拉伯胶	1.8g
明胶	1.8g
10%乙酸溶液	适量
蒸馏水	适量

【制法】

乳液的制备：称取1.8g阿拉伯胶与1.8g鱼肝油，于干燥乳钵内研磨混合，然后加3.6ml蒸馏水，迅速朝同一方向研磨至初乳形成，再加蒸馏水至60ml。在显微镜下观察乳滴的形状并记录。

成囊：取明胶1.8g，加蒸馏水60ml，使其充分溶胀后温热溶解，与上乳液混合至500ml烧杯内，于50℃恒温搅拌，滴加10%乙酸溶液适量(至pH4左右)，至显微镜下观察微囊形成并绘图。

沉降：将上述体系转入30℃的300ml蒸馏水中，搅拌冷却至室温，加入冰块，继续冷却至10℃，静置得沉降囊，镜检观察形态的变化。

固化：将沉降囊的上清液弃去，留100ml，加入2ml甲醛，搅拌30分钟后，用20%氢氧化钠溶液调节pH至8.0，继续搅拌30分钟，过滤得固化囊，镜检观察形态的变化。

【附注】

根据生产方法的不同，明胶有A型和B型之分，A型明胶的等电点为pH7～9，B型明胶的等电点为pH4.8～5.2。制备微囊所用的明胶为A型。

五、注意事项

(1) 制备微囊的搅拌速度要适中，太慢微囊粘连，太快则微囊变形。

(2) 观察微囊时，应在溶液中下部取样，并与初始形状进行比较。

六、实验结果及数据处理

对微囊的外观进行显微镜观察，并绘图。有条件的可测定其粒径分布及电位。

七、思 考 题

(1) 影响复凝聚法制备微囊的关键因素是什么？

(2) 微囊的大小、形状与哪些因素有关？

(3) 单凝聚法和复凝聚法制备微囊有什么区别？

(卫世杰)

实验 31 脂质体的制备

一、实 验 目 的

(1) 掌握注入法制备脂质体的工艺。

(2) 熟悉脂质体形成原理、作用特点。

(3) 了解“主动载药”与“被动载药”的概念。

二、实 验 原 理

1. 概述 脂质体是由磷脂与(或不与)附加剂为骨架膜材制成的，具有双分子层结构的封闭囊状体。常见的磷脂分子结构中有两条较长的疏水烃链和一个亲水基团。将适量的磷脂加至水或缓冲溶液中，磷脂分子定向排列，其亲水基团面向两侧的水相，疏水的烃链彼此相对缔和为双分子层，构成脂质体。

脂质体可分为 3 类：小单室(层)脂质体(small unilamellar vesicles，SUV)，粒径为 20～50nm，经超声波处理的脂质体绝大部分为小单室脂质体；大单室(层)脂质体(large unilamellar vesicles，LUV)，粒径大于 60nm，用乙醚注入法制备的脂质体多为这一类；多室脂质体(multilamellar vesicles，MLV)，粒径为 100～6000nm，显微镜下可观察到犹如洋葱断面或人手指纹的多层结构。

2. 常用辅料 用于制备脂质体的磷脂有天然磷脂，如大豆油卵磷脂、蛋黄卵磷脂等；合成磷脂，如二棕榈酰磷脂酰胆碱、二硬脂酰磷脂酰胆碱等。常用的附加剂为胆固醇。胆固醇与磷脂混合使用，可制得稳定的脂质体，其作用是调节双分子层的流动性，降低脂质体膜的通透性。其他附加剂有十八胺、磷脂酸等。这些附加剂能改变脂质体表面的电荷性质，从而改变脂质体的包封率、体内外稳定性、体内分布等其他相关参数。

3. 制备方法 脂质体的制备方法有多种，根据药物的性质或需要进行选择。

(1) 薄膜分散法：这是一种经典的制备方法，它可形成多室脂质体，经超声处理后得到小单室脂质体。此法优点是操作简便，脂质体结构典型，但包封率较低。

(2) 注入法：有乙醚注入法和乙醇注入法等。“乙醇注入法”是将磷脂等膜材料溶于乙醇中，在搅拌下慢慢滴于55～65℃含药或不含药的水性介质中，蒸去乙醇，继续搅拌1～2小时，即可形成脂质体。

(3) 逆向蒸发法：系将磷脂等脂溶性成分溶于有机溶剂，如三氯甲烷、二氯甲烷中，再按一定比例与含药的缓冲液混合、乳化，然后减压蒸去有机溶剂即可形成脂质体。该法适合于水溶性药物、大分子活性物质，如胰岛素等的脂质体制备，可提高包封率。

(4) 冷冻干燥法：适于在水中不稳定药物脂质体的制备。

(5) 熔融法：采用此法制备的多相脂质体，其物理稳定性好，可加热灭菌。

在制备含药脂质体时，根据药物装载的机制不同，可分为“主动载药”与“被动载药”两大类。所谓“主动载药”，即通过脂质体内外水相的不同离子或化合物梯度进行载药。所谓“被动载药”，即首先将药物溶于水相或有机相(脂溶性药物)中，然后按所选择的脂质体制备方法制备含药脂质体。

4. 质量评价 评价脂质体质量的指标主要有粒径、粒径分布和包封率等。包封率是评价脂质体内在质量的一个重要指标，常见的包封率测定方法有分子筛法、超速离心法、超滤法和阳离子交换树脂法等。

本实验以盐酸小檗碱为模型药物，采用被动载药法制备脂质体，并对其质量进行评价。

三、实验材料与仪器

1. 实验试剂与试药 盐酸小檗碱、磷酸氢二钠、磷酸二氢钠、注射用大豆卵磷脂、胆固醇、无水乙醇等。

2. 实验仪器 生物显微镜、磁力搅拌器、搅拌子、温度计、量杯、量瓶、烧杯、载玻片、药匙、5ml注射器等。

四、实验内容

盐酸小檗碱脂质体

【处方】

注射用大豆磷脂	0.6g
胆固醇	0.2g
无水乙醇	25ml
盐酸小檗碱溶液(1mg/ml)	30ml
制成脂质体	30ml

【制备】

1. 磷酸盐缓冲液(PBS，pH 约 5.7)的配制　称取磷酸氢二钠($Na_2HPO_4 \cdot 12H_2O$) 0.37g 与磷酸二氢钠($NaH_2PO_4 \cdot 2H_2O$)2.0g，加蒸馏水适量，溶解并稀释至 1000ml，混匀，即得。

2. 盐酸小檗碱溶液的配制　称取适量的盐酸小檗碱，用磷酸盐缓冲液配成 1.0mg/ml 的溶液(60℃水浴加热溶解)，保温备用。

3. 盐酸小檗碱脂质体的制备　称取处方量大豆磷脂、胆固醇置于 150ml 烧杯中，加入无水乙醇 25ml，在磁力搅拌器上搅拌溶解，保持搅拌将上述溶液慢慢滴于 55～65℃的盐酸小檗碱溶液中，继续搅拌，乳化，直到乙醇挥尽成为黄色乳状液，即得小檗碱脂质体。

【质量检查】

1. 性状　在显微镜下观察脂质体的形态，测定最大粒径与最多粒径。

2. 包封率的测定

(1) 阳离子交换树脂分离柱的制备：取已处理好的阳离子交换树脂约 1.5g，装于底部已垫有少量玻璃棉(或多孔垫片)的 5ml 注射器筒中(总量约 4ml 刻度处)，加入 PBS 水化过的阳离子交换树脂，自然滴尽 PBS，即得。

(2) 柱分离度的考察

1) 空白脂质体的制备：称取豆磷脂 0.6g、胆固醇 0.2g 于 150ml 烧杯中，加入无水乙醇 25ml，在磁力搅拌器上搅拌溶解，保持搅拌将上述溶液慢慢滴于 55～65℃的 30ml 磷酸盐缓冲液中，继续搅拌，乳化，直到乙醇挥尽成为黄色乳状液，即得空白脂质体。

2) 盐酸小檗碱与空白脂质体混合液的制备：精密量取 3mg/ml 盐酸小檗碱溶液 0.5ml，置小试管中，加入 1.0ml 空白脂质体，混匀，即得。

3) 对照品溶液的制备：取 2)中制得的混合液 0.1ml 置 10ml 量瓶中，加入 95%乙醇 6ml，振摇使之溶解，再加 PBS 液至刻度，摇匀，过滤，弃去初滤液，取续滤液 4.0ml 于 10ml 量瓶中，加 5)项中的空白溶剂至刻度，摇匀，即得。

4) 样品溶液的制备：取 2)中制得的混合液 0.1ml 至分离柱顶部，待柱顶部的液体消失后，放置 5 分钟，仔细加入 PBS 液(注意不能将柱顶部离子交换树脂冲散)，进行洗脱(需 2～3ml PBS)，同时收集洗脱液于 10ml 量瓶中，加入 95 %乙醇 6.0ml，振摇使之溶解，再加 PBS 液至刻度，摇匀，过滤，弃取初滤液，取续滤液为样品溶液。

5) 空白溶剂的配制：取 95%乙醇 30.0ml，置 50ml 量瓶中，加 PBS 至刻度，摇匀，即得。

6) 柱分离度的计算：以空白溶剂为对照，在 345nm 波长处分别测定样品溶液与对照品溶液的吸收度，计算柱分离度。分离度要求大于 0.95。

$$柱分离度=1-[A_{样}/(A_{对}\times 2.5)]$$

式中，$A_{样}$——样品溶液的吸收度；$A_{对}$——对照品溶液的吸收度；2.5——对照品溶液的稀释倍数。

(3) 包封率的测定：精密量取盐酸小檗碱脂质体 0.1ml 两份，一份置 10ml 量瓶中，按柱分离度考察项下 3)进行操作，另一份置于分离柱顶部，按“柱分离度考察”项下 4)进行操作，所得溶液于 345nm 波长处测定吸收度，按下式计算包封率。

$$包封率(\%) = (A_l/A_{样})\times 100\%$$

式中，A_l—通过分离柱后收集脂质体中盐酸小檗碱的吸收度；$A_{样}$—盐酸小檗碱脂质体中总的药物吸收度。

【附注】

处方中注射用大豆磷脂为骨架膜材，用于提供双分子层结构；胆固醇为附加剂，用于调节双分子层的流动性，降低脂质体膜的通透性；盐酸小檗碱为主药，临床主要用于肠道感染及菌痢等；无水乙醇为溶剂。

五、注 意 事 项

(1) 在整个实验过程中禁止用火。

(2) 磷脂和胆固醇应充分溶解于无水乙醇中。

六、实验结果及数据处理

(1) 绘制显微镜下脂质体的形态图。

(2) 记录显微镜下测定的脂质体的粒径(表 30-1)。

表 30-1 显微镜下观察到的脂质体的形态与粒径

脂质体类型	形态	最大粒径(μm)	最多粒径(μm)	备注
空白脂质体				
载药脂质体				

(3) 计算柱分离度与包封率(表 30-2)。

表 30-2 盐酸小檗碱脂质体的分离度与包封率

脂质体	分离度	包封率(%)
盐酸小檗碱脂质体		

七、思　考　题

(1) 影响脂质体形成的因素有哪些？

(2) 注入法制备脂质体成败的关键是什么？

(3) 制备脂质体时加入胆固醇的目的是什么？

(王晓明)

第三部分　综合设计性实验

实验 32　维生素 C 注射液的处方设计与制备

一、实验目的

(1) 掌握影响维生素 C 注射液稳定性的主要因素及稳定化方法。

(2) 熟悉注射剂处方设计中稳定性考察的一般实验方法，设计 5%维生素 C 注射液的处方与工艺。

(3) 掌握注射液制备的一般工艺流程与质量检查。

二、实验原理

1. 定义　注射液系指原料药物或与适宜的辅料制成的供注入体内的无菌液体制剂，包括溶液型、乳状液型或混悬型等注射液。注射液可用于皮下注射、皮内注射、肌内注射、静脉注射、静脉滴注、鞘内注射、椎管内注射等。

2. 注射剂的处方设计　注射剂的质量风险主要来源于以下五个方面：无菌保证、热原或细菌内毒素、由管道过滤器及辅料等引入的外源性杂质、包装容器、药物的理化性质(如稳定性及复溶性等)。常规情况下，注射剂应围绕上述几个方面开展处方工艺研究，以尽量降低质量风险。注射剂的处方设计应根据剂型特点及临床使用要求，结合药物的化学结构和理化性质分析影响其降解的因素，从制剂的稳定性、安全性和有效性三个主要方面综合考虑，分清主、次因素，用科学方法进行原辅料的选择，同时还要考虑生产条件和成本等问题。

3. 维生素 C 的理化性质　维生素 C 分子中存在烯醇结构，溶液状态易于氧化，氧化过程复杂，在有氧条件下，先氧化成去氢维生素 C，然后水解成 2，3-二酮古洛糖酸，进一步氧化成草酸与 L-丁糖酸，其不稳定的表现是颜色变黄和含量下降。影响维生素 C 氧化降解的主要因素是溶液 pH、含氧量、金属离子、加热温度与时间等。因此维生素 C 注射液的处方设计应重点考虑如何延缓药物的氧化分解，以提高制剂的稳定性。

本实验属于设计性实验，采用加速实验方法，考察不同影响因素对维生素 C 注射液稳定性的影响，要求学生结合所学理论知识及处方稳定性影响因素考察结果，自行设计维生素 C 注射液处方，按设计处方制备注射液，并进行注射液的质量检查，按要求完成实验报告。

三、实验材料与仪器

1. 实验试剂与试药 维生素 C、$NaHCO_3$、N_2 钢瓶、注射用水、0.001mol/L $CuSO_4$ 溶液、$NaHSO_3$、盐酸半胱氨酸、亚甲蓝、0.1mol/L 碘液、丙酮、稀乙酸、淀粉指示液 EDTA-2Na 溶液。

2. 实验仪器 烧杯、量筒、天平、具塞刻度试管、3 号垂熔玻璃漏斗、安瓿(2ml)，水浴锅、酸度计、灌注器、安瓿熔封机、酸式滴定管(25ml)、锥形瓶(50～250ml)、可见分光光度计。

四、实 验 内 容

(一) 维生素 C 注射液稳定性影响因素考察

1. pH 的影响 称取注射用维生素 C 8.0g，加纯化水溶解至 80ml。分别量取三份，每份 25ml，加水适量，按表 32-1 分别加入 $NaHCO_3$ 适量调节 pH，加水稀释至 50ml，过滤，灌封于 2ml 安瓿中。各取出 4 支作参比液，其余装入布袋，放入沸水中进行加速试验，于 15 分钟、30 分钟、45 分钟取出 4 支安瓿，放入冷水中冷却。将 4 支溶液混匀，以参比液为空白对照，于 420nm 波长处测定透光率(*T*)，结果记录于表 32-1 中。

表 32-1 pH 对维生素 C 注射液稳定性影响

编号	pH	透光率(%)			
		T(0 分钟)	*T*(15 分钟)	*T*(30 分钟)	*T*(45 分钟)
1	原液				
2	6				
3	8				

2. 含氧量的影响和抗氧剂的选用

(1) 含氧量的影响：称取注射用维生素 C 7.0g，加 80%纯化水溶解，用 $NaHCO_3$ 调至 pH6.0～6.2，加水至 140ml，过滤，按表 32-2 装量及通惰性气体情况，灌封于 2ml 安瓿中(装量为 1ml 的安瓿数量加倍)。各取出 4 支(2ml)作参比液，其余装入布袋，放入沸水中进行加速试验，于 15 分钟、30 分钟、45 分钟取出 4 支安瓿(装量为 1ml 的安瓿取 8 支)，放入冷水中冷却。将 4 支(或 8 支)溶液混匀，以参比液为空白对照，于 420nm 波长处测定透光率(*T*)，结果记录于表 32-2 中。

表 32-2 含氧量对维生素 C 注射液稳定性影响

编号	装量(ml)	通惰性气体	透光率(%)			
			T(0 分钟)	*T*(15 分钟)	*T*(30 分钟)	*T*(45 分钟)
1	1	—				
2	2	—				
3	2	通 N_2				

(2) 抗氧剂的选用：称取注射用维生素 C8.0g，加 80%纯化水溶解，用 $NaHCO_3$ 调至 pH6.0～6.2，加水至 80ml，搅匀。分别量取三份，每份 25ml，按表 32-3 加入抗氧剂使之溶解后，加水稀释至 50ml，过滤，灌封于 2ml 安瓿。各取出 4 支作参比液，其余装入布袋，放入沸水中进行加速试验，于 15 分钟、30 分钟、45 分钟取出 4 支安瓿，放入冷水中冷却。将 4 支溶液混匀，以参比液为空白对照，于 420nm 波长处测定透光率(T)，结果记录于表 32-3 中。

表 32-3　抗氧剂对维生素 C 注射液稳定性影响

编号	抗氧剂	透光率(%)			
		T(0 分钟)	T(15 分钟)	T(30 分钟)	T(45 分钟)
1	—				
2	$NaHSO_3$(0.2%)				
3	半胱氨酸(0.5%)				

3. 金属离子的影响及金属离子络合剂的选用　称取注射用维生素 C8.0g，加纯化水溶解，用 $NaHCO_3$ 调至 pH6.0～6.2，加水至 80ml，搅匀。分别量取三份，每份 25ml，按表 32-4 分别加入 0.001mol/L $CuSO_4$ 溶液及 1% EDTA-2Na 溶液，加水稀释至 50ml，过滤，灌封于 2ml 安瓿。各取出 4 支作参比液，其余装入布袋，放入沸水中进行加速试验，于 15 分钟、30 分钟、45 分钟取出 4 支安瓿，放入冷水中冷却。将 4 支溶液混匀，以参比液为空白对照，于 420nm 波长处测定透光率(T)，结果记录于表 32-4 中。

表 32-4　金属离子及金属离子络合剂对维生素 C 注射液稳定性影响

编号	$CuSO_4$ 溶液(ml)	1%EDTA-2Na(ml)	透光率(%)			
			T(0 分钟)	T(15 分钟)	T(30 分钟)	T(45 分钟)
1	1	0				
2	1	1				
3	1	5				

(二) 维生素 C 注射液处方设计与制备

1. 维生素 C 注射液处方和制备工艺的拟定　学生根据实验中稳定性影响因素的考察结果，设计 5%维生素 C 注射液 1000ml 的处方与制备工艺。由实验指导老师对学生拟定的处方及工艺流程进行审定。

2. 维生素 C 注射液的制备　工艺流程：取处方量 80%的注射用水，通入惰性气体使其饱和，加入维生素 C 使溶解，分次加入 $NaHCO_3$ 调节药液至适宜 pH，加入其余附加剂，混匀，用 G3 垂熔玻璃漏斗过滤，从滤器上补加注射用水至全量。通入惰性气体，灌封于 2ml 安瓿，煮沸 15 分钟灭菌，灭菌完毕将安瓿瓶趁热放进冷的 10.0g/L 亚甲蓝水溶液中检漏，冲洗，擦干后剔除封口不严的带色安瓿瓶。

3. 维生素 C 注射液的质量检查　参照《中国药典》2015 年版二部维生素 C 注射液项下质量检查项目，对维生素 C 注射液进行 pH、颜色、含量检查。

(1) pH 测定：用酸度计或精密 pH 试纸测定维生素 C 注射液的 pH，应为 5.0～7.0。

(2) 颜色：取本品(1ml 中含维生素 C 50mg 的溶液)，照紫外-可见分光光度法，在 420nm 的波长处测定，吸光度不得超过 0.06。

(3) 含量测定：参照《中国药典》2015 年版二部维生素 C 注射液项下含量测定方法测定，含维生素 C 应为标示量的 93.0%～107.0%。

含量测定方法：精密量取维生素 C 注射液 4ml(约相当于维生素 C 0.2g)置具塞锥形瓶中，加水 15ml 与丙酮 2ml，摇匀，放置 5 分钟，加稀乙酸 4ml 与淀粉指示剂 1ml，用碘滴定液(0.05mol/L)滴定，至溶液显蓝色并持续 30 秒不退。每 1ml 碘液(0.05mol/L)相当于 8.806mg 维生素 C。

五、实验结果与数据处理

1. 维生素 C 注射液稳定性影响因素考察结果　将各影响因素考察结果列于表 32-1～表 32-4 中，并对维生素 C 注射液稳定性影响因素进行讨论分析。

2. 维生素 C 注射液的处方设计与制备　根据稳定性影响因素考察结果，设计 5%维生素 C 注射液(1000ml)的处方与制备工艺。

3. 维生素 C 注射液质量检查结果

(1) pH 测定结果。

(2) 颜色检查结果。

(3) 含量测定结果。

六、思　考　题

(1) 影响维生素 C 注射液稳定性的因素有哪些，如何提高维生素 C 注射液的稳定性？

(2) 如何进行注射液的处方设计？

(李晓芳)

实验 33　布洛芬包衣片的处方设计、制备与评价

一、目的和要求

(1) 掌握湿法制粒压片的制备工艺，掌握片剂的质量检查方法，熟悉片剂的常用辅料及用量。

(2) 掌握片剂溶出度测定方法及数据处理方法，了解溶出度测定的重要意义及其应用。

(3) 熟悉压片机的结构及其使用方法。

(4) 熟悉薄膜衣材料的组成及其特性；了解包衣机的基本结构，熟悉锅包衣法制备薄膜衣片的技术。

二、实验原理

布洛芬为苯丙酸类非甾体抗炎药，该药物对胃黏膜有很大的刺激作用，会破坏胃黏膜的保护屏障，患者常出现恶心、呕吐、消化不良、胃溃疡等消化道反应，因此考虑将其制成肠溶片。

1. 制备方法　通常片剂的制备包括有湿法制粒压片、干法制粒压片和直接压片，其中应用较广泛的是湿法制粒压片，适用于对湿热稳定的药物。制备要点如下：

(1) 原料药与辅料应混合均匀。含量小的药物可根据药物的性质采用等量递增法使药物分散均匀。

(2) 凡遇热易分解的药物，在制片过程中应避免受热分解；凡具有挥发性的药物，可采用空白颗粒法制备。

(3) 凡具有不良嗅味、刺激性、易潮解或遇光易变质的药物，制成片剂后，可包糖衣或薄膜衣，对一些遇胃酸易破坏、对胃有较强刺激性或为治疗结肠部位疾病需在肠内释放的药物，制成片剂后应包肠溶衣。为减少某些药物毒副作用，减少用药频率，避免或减少血药浓度峰谷现象，提高患者的顺应性并提高药物药效和安全性，可制成缓、控释制剂。

2. 压片机　薄膜衣与糖衣相比具有生产周期短、效率高、片重增加不大(一般增加 3%～5%)、包衣过程可实行自动化、对崩解的影响小等特点。

3. 片剂溶出度　是指片剂主药在体外借助适当装置于适宜介质中溶出的速度和程度。测定溶出度的依据是 Noyes-Whitney 的扩散理论。近年生物药剂学的研究表明，难溶性药物的片剂，崩解时限不能作为判断难溶性药物片剂吸收的指标，因为片剂崩解后的粉粒还不能直接被机体所吸收，溶解是吸收的主要过程，溶解度小于 0.1～1mg/L 的药物，其体内吸收常受其溶出速度的影响。溶出速度除与药物的晶型、粒径大小有关外，还与制剂的生产工艺、辅料、储存条件等有关。所以为了有效地控制这些片剂的质量，需测定血药浓度或尿药浓度，对于一些体外溶出度与体内血药浓度有相关性的药物，则可测定其主药成分的体外溶出度作为控制该片剂质量的一项指标。

三、实验材料与仪器

1. 实验试剂与试药　布洛芬、淀粉、乳糖、微晶纤维素、羟丙甲纤维素、聚乙烯吡咯烷酮、硬脂酸镁、滑石粉、II 号丙烯酸树脂、邻苯二甲酸二乙酯、蓖麻油、聚山梨酯 80。

2. 实验仪器 电子天平、压片机(单冲或多冲)、包衣机、智能溶出仪、乳钵(中号)、喷枪、空气压缩机、烘箱、电吹风、搪瓷盘、不锈钢筛网(40 目，80 目)、尼龙筛网(16 目，18 目)、冲头(9mm 浅凹冲)。

四、实验内容

(一) 片芯的制备

1. 处方

布洛芬	20g
稀释剂	38g
崩解剂	3g (内外加法)
黏合剂	适量
硬脂酸镁	0.3g

2. 制备工艺

(1) 黏合剂的制备：加入黏合剂材料，以合适的溶媒溶解，配制成所要求的浓度。

(2) 制颗粒：取处方量的布洛芬与稀释剂混合均匀，加入半量的崩解剂，加适量黏合剂制软材，过 18 目不锈钢筛或尼龙筛制粒，将湿颗粒于 40～60℃干燥，颗粒过 18 目筛整粒，加入另外半量的崩解剂和处方量的硬脂酸镁混匀。

(3) 用 9mm 冲压片。测定片剂硬度和片重差异。

3. 注意事项 ①制片剂的原料一般应先经粉碎、过筛和混合等操作。小剂量药物与辅料混合时，常采用等量递加法，并反复过筛、混合，以确保药物分布均匀。②黏合剂用量要恰当，软材应达到以手握之可成团块、手指轻压时又能散裂而不呈粉状为度。再将软材挤压过筛，制成所需大小的颗粒，颗粒应以无长条、块状和过多的细粉为宜。③湿颗粒应根据主药和辅料的性质，以适宜温度尽快干燥。干燥后颗粒往往结团粘连，需过筛整粒，也可加入润滑剂同时整粒并混匀。

4. 质量检查

(1) 应完整光洁，色泽均匀，有适宜的硬度。

(2) 片剂的质量差异：根据《中国药典》2015 年版四部制剂通则(0101)测定，应符合规定(表 33-1)。

表 33-1 片剂的重量差异限度

片剂的平均重量	重量差异限度
0.3g 以下	±7.5%
0.3g 及 0.3g 以上	±5.0%

取药片20片，精密称定总质量，求得平均片重后，再分别精密称定各片的质量。每片的质量与平均片重相比较(凡无含量测定的片剂，每片质量应与标示片重比较)，超出质量差异限度的药片不得多于2片，并不得有1片超出限度1倍。

(二) 包衣片的制备

1. 包衣液处方

丙烯酸树脂Ⅱ号	16g
邻苯二甲酸二乙酯	2g
蓖麻油	2g
聚山梨酯80	2g
滑石粉(120目)	4g
85%乙醇溶液	加至300g

2. 制备工艺

(1) 按处方于85%乙醇溶液中加入丙烯酸树脂Ⅱ号并搅拌，容器密闭放置过夜，第二天可全部溶解，加入邻苯二甲酸二乙酯、蓖麻油、吐温80和滑石粉，搅拌均匀后，过滤(120目)即可使用。

(2) 用喷枪将包衣液喷向锅壁，使锅壁有一层保护膜，干燥后，投入适量片芯(片芯过筛)。吹入热风，将片芯预热至40～45℃。控制好锅转速，只要求片芯能翻动即可。

(3) 打开喷枪，喷雾量可大些，并且吹热风(50℃左右)使其迅速成膜，随时根据片芯表面干湿情况，调控片芯温度和喷雾速度，控制包衣溶液的喷雾速度和溶媒挥发速度相平衡，即以片芯表面不太干也不太潮湿为度。一旦发现片芯较湿(滚动迟缓)，即停止喷雾以防粘连，待片芯干燥后再继续喷雾，使包衣片增重为4～5%。

(4) 喷雾完毕后，干燥10～15分钟。

3. 崩解时限检查 崩解系指固体制剂在检查时限内全部崩解溶散或成碎粒，除不溶性包衣材料或破碎的胶囊壳外，应通过筛网。凡规定检查溶出度、释放度的制剂，不再进行崩解时限检查。

方法：除另有规定外，取药片6片，分别置上述吊篮的玻璃管中，启动崩解仪进行检查。

根据《中国药典》(2015年版)四部通则(0921)规定，肠溶片，按上述装置与方法，先在盐酸溶液(9→1000)中检查2小时，每片均不得有裂缝、崩解或软化现象；然后将吊篮取出，用少量水洗涤后，每管加入挡板1块，再按上述方法在磷酸盐缓冲液(pH6.8)中进行检查，1小时内应全部崩解。如有1片不能完全崩解，应另取6片复试，均应符合规定。

4. 注意事项 ①在包衣前，可先将布洛芬片片芯在50℃干燥30分钟，吹去片剂表面的细粉。由于片剂较少，在包衣锅内纵向粘贴若干1～2cm宽的长硬纸条或胶布，以增加片芯与包衣锅的摩擦，改善滚动性。②喷雾较快时片芯表面若开始潮湿后，在包衣锅内的滚动将减慢，翻滚困难，应立即停止喷雾并开始吹热风干燥。③包衣温度应控制在 50℃左右，以避免温度过高易使药物分解或使片剂表面产生气泡，衣膜与片芯分离。

(三) 溶出度测定

按《中国药典》2015 年版四部通则(0931)溶出度测定法中第一法操作，测定布洛芬片在适宜溶出介质中的溶出度，再将实验数据进行整理和绘图，由威布尔概率纸拟合求出 t_{50}、t_d 及 m。

1. 实验操作

(1) 仪器准备：转篮是用 40 目不锈钢制成的圆筒，高 3.66cm，直径 2.5cm，顶部通过金属棒连接于变速小马达上。转篮悬吊于盛有溶媒的容器中，距溶出杯底 2.5cm，使用前安装就绪，开动电机空转，检查电路是否畅通，有无异常噪声，转篮的转动是否平稳，加热恒温装置及变速装置是否正常，如一切符合要求，就可以开始测定样品。

(2) 测定方法：取溶出介质磷酸盐缓冲液(pH7.2)900ml，注入溶出杯内，加温使溶出介质温度保持在 37℃±0.5℃，调整转篮转速为 100r/min。取布洛芬片剂 1 片，精密称定片重后投入转篮内，将转篮降入容器中，立即开始计时。然后于 5 分钟、10 分钟、15 分钟、20 分钟、30 分钟、45 分钟定时取样，在规定取样点吸取溶出液 5ml，样液立即经 0.8μm 的微孔滤膜过滤。精密量取此滤液 2ml，加上述缓冲溶液稀释至 25ml 容量瓶中，摇匀，照分光光度法，在 222nm 处测定吸收度值 A。按布洛芬的吸收系数($E_{1cm}^{1\%}$)为 449 计算一定时间溶出的药物浓度及溶出百分率，填于表 33-3 中。

2. 注意事项　①对所用的溶出度测定仪，应预先检查其是否运转正常，并检查温度的控制、转速等是否精确、升降转篮是否灵活等。②溶出方法分转篮法、桨法和小杯法三种。本实验选用转篮法，转篮的尺寸和结构应符合药典规定。③每次取出样品液后，应同时补充相同体积的空白溶液。④根据药典规定，应同时测定 6 片的溶出度。鉴于实验时间限制，每实验组仅要求完成 1 片的测试。

五、实验结果与数据处理

1. 硬度的测定(表 33-2)

表 33-2　布洛芬片硬度测定数据

测试样品	1	2	3	4	5	6
硬度(N)						

2. 溶出度的测定

(1) 溶出度实验中溶出百分率的计算(表 33-3)。

表 33-3 布洛芬片溶出度数据

取样时间(分钟)	5	10	15	20	30	45
吸收度 A						
溶出百分率(%)						

(2) 绘制溶出曲线：以溶出百分率为纵坐标，以溶出时间为横坐标，在直角坐标纸上作图，可得溶出曲线。

(3) 用威布尔分布概率纸作图，求出 t_{50}、t_d 及 m 值：从上面所作溶出曲线可见，累积溶出百分比对相应时间各数据在一般直角坐标纸上作图，并不呈直线关系，但可将累积溶出百分比与时间的关系看作统计学上的概率分布函数，用威布尔概率纸使之直线化，从图上即可极为方便地找到 t_{50}(溶解 50%所需时间)、t_d(溶解 63.2%所需时间)及 m(斜率)三个参数，在威布尔概率纸上作图的基本步骤如下：

1) 以 F(t)为累积溶出百分比，t 为释放时间，用原数据描点，若各点基本上呈直线分布，则可直接拟合一条直线，尤其注意照顾 F(t)在 30%～70%范围内的点，使之优先贴近该直线。

2) 若各点排布呈曲线状，则沿曲线趋势延伸，与 t 尺交点的数值作为 α 的初步估计值，以 F(t)对 $t-\alpha$ 再作图，若所得各点的排布接近直线，则拟合成直线。若 F(t)对 $t-\alpha$ 作图仍为一曲线，则可用类似的方法反复修改，直至作得一直线为止。

3) 在 F(t)对 t[或 F(t)对 $t-\alpha$]所作图上拟合一直线，由 X=1 和 Y 轴的交点(称 m 点)作该直线的平行线，该平行线和 Y 轴交点在 Y 尺上投影点的读数即为 m 值(取绝对值)。

4) 所拟合的直线与 X 轴的交点在 t 尺上投影点的读数即为 $\eta=\beta/m$ 的估计数，本实验中称为 t_d 值(溶出 63.2%所需时间)；与溶出 50%的交点在 t 尺上的投影点的读数即为 t_{50}。

5) 用威布尔概率纸求出 t_{50}、t_d 和 m 三个参数后，可利用方差分析，相关与回归分析的数理统计方法来评定同类产品不同批号或不同厂家的片剂质量；另外，还可以评定同一产品体内、体外的相关程度。

六、思 考 题

(1) 片剂的崩解时限是否合格，其溶出度是否合格？为什么？

(2) 产生片剂的质量差异的主要原因是什么？

(3) 片剂的制备过程中必须具备的三大要素是什么，为什么？

(4) 增塑剂在包衣材料中起什么作用？对包衣片剂的质量有什么影响？

(5) 什么情况下需要包衣？

(6) 哪些种类的药物和制剂需检查溶出度？

(7) 固体制剂进行体外溶出度测定有何意义？

(8) 溶出度试验数据一般用什么方法进行处理？

(郭波红)

实验 34 水杨酸软膏剂的处方设计、制备和释放性能考察

一、实验目的

(1) 掌握不同类型软膏基质的制备方法。

(2) 掌握常用软膏剂基质的种类。

(3) 熟悉不同类型基质对药物释放性能的影响。

(4) 了解药物加入基质的方法。

二、实验原理

1. 定义 软膏剂系指药物与适宜基质均匀混合制成具有适当稠度的膏状外用制剂。其中用乳剂型基质制成易于涂布的软膏剂称乳膏剂。

2. 软膏剂透皮吸收过程 包括药物的释放、穿透及吸收三个阶段，释放指药物从基质中释放出来而扩散到皮肤表面上；穿透指药物透过皮肤屏障进入皮肤内产生局部作用；吸收指药物进入皮肤后通过血管或淋巴管进入人体循环而产生全身作用。

3. 影响药物释放、穿透、吸收的因素 主要有皮肤条件、药物性质、基质的影响、附加剂的影响等。

4. 软膏剂基质的类型 相关内容参见本书第二部分实验 25。

5. 软膏剂基质选择的依据 常根据药物的溶解性、与基质的亲和性及基质的特点等选择适宜的基质制备软膏剂。

(1) 油脂性基质：对皮肤润滑、保护作用较强，涂于皮肤能形成封闭性油膜，促进皮肤水合作用，对表皮增厚、角化、皲裂有软化作用；但油腻性与疏水性大，不易用水洗除，也不易与水性液体混合，药物释放性能差，不适用于有大量渗出液的皮损及脂溢性皮炎、痤疮。油脂性基质常用于水不稳定药物的软膏基质。

(2) 水溶性基质：释放药物较快，易于涂布、无油腻感和刺激性，易洗除，且能与水溶液混合及吸收组织渗出液，多用于润湿、糜烂创面及腔道黏膜，有利于分泌物的排除，但其润滑性较差，有时与某些药物配伍时能导致软膏颜色发生变化，且基质中的水分易蒸发，也易霉败，常需加入防腐剂和保湿剂。

(3) 乳剂型基质：油腻性小或无油腻性，稠度适宜，易于涂布；能与水或油混合，易于清洗；不阻止皮肤表面分泌物的分泌和水分蒸发，对皮肤的正常功能

影响较小；乳化剂多为表面活性剂，能促进药物与表皮的作用，使药物的释放、透皮吸收较快；O/W 型基质不适于遇水不稳定的药物及用于分泌物较多的皮肤病(如湿疹)，因其吸收的分泌物可重新透入皮肤(反向吸收)而使炎症恶化。

6. 软膏剂的制备方法 相关内容参见本书第二部分实验 25。

7. 软膏剂中药物加入的方法 应根据药物和基质的性质选用。其中不溶性药物应粉碎成细粉(通过六号筛)后缓缓加入基质中混匀，或将药物细粉在不断搅拌下加到熔融的基质中继续搅拌至冷凝；可溶于基质的药物，应溶解在基质或基质组分中；用植物油加热提取的药油应先与油相混合；水溶性药物应先用少量水溶解后以羊毛脂吸收，再与其余基质混合；药物的水溶液亦可直接加入水溶性基质中混匀；中药煎剂、流浸膏等可先浓缩至糖浆状，再与基质混合；固体浸膏可加少量溶剂使软化或研成糊状，然后再与基质混合；有共熔成分时，可先将其共熔，再与冷却至40℃左右的基质混匀。遇热不稳定的药物，应使基质冷至 40℃左右再与之混合。

8. 软膏剂的质量检查 相关内容参见本书第二部分实验 25。

三、实验材料与仪器

1. 实验试剂与试药 水杨酸、硬脂酸、单硬脂酸甘油酯、凡士林、羊毛脂、液状石蜡、三乙醇胺、甘油、聚山梨酯 80、司盘 80、淀粉、氯化钠、氯化钙、氯化钾、琼脂、三氯化铁。

2. 实验仪器 电子天平、托盘天平、恒温水浴锅、100ml 蒸发皿、100ml 烧杯、温度计、10ml 量筒、100ml 量筒、10ml 试管、调膏刀、直尺。

四、实验内容

(一) 设计并制备 W/O 型乳剂基质水杨酸软膏

实验室提供：药物为水杨酸 0.4g；油相成分有硬脂酸、白凡士林、液状石蜡、羊毛脂、硬脂醇；水相成分有甘油、山梨醇、纯化水；乳化剂有聚山梨酯 80、司盘 80、单硬脂酸甘油酯。

1. 处方设计 每组学生根据提供的药物和辅料，设计一个 4%水杨酸软膏处方，共制备 10.0g，作为软膏剂质量考察的一个处方。

2. 制备工艺 每组学生根据自己设计的处方写出实际的制备工艺。

3. 用途 低浓度的水杨酸(2%～5%)外用在皮肤上有软化角质的作用；高浓度的水杨酸(10%～20%)有溶化角质的作用，分别用于皮肤真菌感染、局部角质增生症。治疗手足癣及体股癣，忌用于糜烂或继发性感染部位。

(二) 油脂性基质水杨酸软膏(4%)

1. 处方

水杨酸细粉(过六号筛)　　0.4g

凡士林　　8.7g

羊毛脂　　0.9g

2. 制备工艺　称取凡士林，加入羊毛脂，水浴加热熔融后，搅拌均匀。基质冷却到近室温时，加入水杨酸细粉，搅匀，即得。

(三) O/W 型乳剂基质水杨酸软膏(4%)

1. 处方

水杨酸细粉(过六号筛)　　0.4g

硬脂酸　　1.2g

单硬脂酸甘油酯　　0.4g

凡士林　　0.4g

羊毛脂　　1.6g

三乙醇胺　　0.5g

甘油　　0.7g

纯化水　　4.8ml

2. 制备工艺

(1) 将硬脂酸、单硬脂酸甘油酯、羊毛脂、凡士林置于干燥烧杯内，水浴加热至 70～80℃，使全溶。

(2) 将甘油、蒸馏水置另一烧杯中，加热至 70～80℃，边搅拌边加入三乙醇胺，使全溶。

(3) 基质冷却到近室温时，加入水杨酸细粉，搅匀，即得。

(四) 水溶性基质水杨酸软膏(4%)

1. 处方

水杨酸细粉(过六号筛)　　0.4g

甘油　　7.0g

淀粉　　1.0g

纯化水　　1.6ml

2. 制备工艺

(1) 将淀粉、甘油、蒸馏水置烧杯中，水浴加热使溶解，糊化。

(2) 基质冷却到近室温时，加入水杨酸细粉，搅匀，即得。

(五) 考察软膏剂中药物的释放性能——凝胶扩散法

1. 琼脂基质的制备

(1) 林格液的配制：取氯化钠 0.85g、氯化钾 0.03g、氯化钙 0.048g，纯化水加至 100ml。

(2) 取琼脂 1g，加入 50ml 林格液内，水浴加热溶解，冷至 60℃后加入三氯化铁试液 1.5ml，混匀，立即倒入事先预热的 4 个 10ml 试管中，装量为距试管口约 10mm(倾倒时沿管壁倒入，不得混入气泡)，直立静置凝固，备用。

2. 水杨酸软膏释放性能的考察 取制得的4种不同基质的水杨酸软膏，分别填装于上述有琼脂基质的试管中，装量应相同，然后置恒温箱内(37℃)，经一定时间，测定药物向琼脂中渗透的距离(即变色区的长度)。将测得的数据填入表34-1内，并作曲线，用以比较4类不同基质药物释放的情况。

五、数 据 处 理

表34-1 不同基质水杨酸软膏的药物释放性能测定结果

基质类型	扩散色区长度(mm)							
	1小时	2小时	4小时	8小时	16小时	24小时	48小时	72小时
油脂型								
油包水乳剂型								
水包油乳剂型								
水溶性								

六、思 考 题

(1) 根据实验结果讨论药物在不同软膏基质中的释放情况。
(2) 影响软膏剂中药物透皮吸收的因素主要有哪些?
(3) 软膏剂制备过程中药物加入方法有几种?
(4) 影响药物从软膏基质中释放的因素有哪些?
(5) 为什么选择水杨酸作为模型药物考察其在4种不同基质中的释放?

(田 燕)

实验35 丙硫氧嘧缓释小丸的制备及释放研究

一、实 验 目 的

(1) 熟悉缓释小丸挤出滚圆法制备工艺。
(2) 熟悉体外释药机制模型拟合方法。

二、实 验 原 理

小丸是指直径小于2.5mm的小球状口服剂型，一次剂量由多个单元组成，属剂量分散型制剂，相较于单剂量剂型，有较多优势：口服给药后，受胃排空功能变化的影响较小，扩大了主药与胃肠道的接触面积，增加吸收并可避免对胃黏膜的刺激；通过组合几种不同释药速率的小丸，可调节总体释药速率；释药曲线重现性好，个别小丸制备上的缺陷对整个制剂的释药行为影响较小；制成小丸可改变药物的某些性质，如成丸后流动性好、不易碎等，并可作为制备片剂、胶囊剂等的基础。

缓、控释小丸一般有骨架型、膜控型小丸及采用骨架和膜控方法相结合制成丸三种类型。骨架型小丸是由药物与阻滞剂混合而制成的小丸。膜控型小丸是先制成丸芯后，再在丸芯外包裹控释衣，丸芯除含药物外，尚含稀释剂、黏合剂等辅料，包衣材料是一些高分子聚合物，大多难溶于水或不溶于水。采用骨架和膜控法相结合制成的小丸，是在骨架小丸的基础上，进一步包衣制成的，从而获得更好的缓、控释效果。

丙硫氧嘧啶(propylthiouracil，PTU)是硫脲类抗甲状腺药物，在水中极微溶解，在氢氧化钠试液或氨试液中溶解；血中半衰期 1～2 小时，给药间隔一般为 6～8 小时，需长期用药。制备缓释制剂可降低给药频率，减少血药浓度波动程度。微丸制剂口服后与胃肠道黏膜的接触面积增大，可促进药物吸收，同时可减小或消除药物对胃肠道的刺激性。本实验采用挤出滚圆法制备丙硫氧嘧啶不溶型骨架缓释小丸，选择水为释放介质对其释放形式进行初步研究，根据释药速率模型研究释药机制。实验过程应注意控制好黏合剂用量，保证软材充分润湿，挤出的湿颗粒表面光滑，以利于湿颗粒滚圆。

三、实验材料与仪器

1. 实验试剂与试药　丙硫氧嘧啶、乙基纤维素、微晶纤维素、羟丙甲基纤维素、丙硫氧嘧啶对照品、纯化水。

2. 实验仪器　挤出滚圆装置、溶出度测定仪、紫外分光光度仪、真空干燥箱。

四、实 验 内 容

1. 缓释微丸的制备

(1) 处方：丙硫氧嘧啶 6.5g，乙基纤维素 1.0g，微晶纤维素 2.5g，1% HPMC 水溶液适量，共制 10g。

(2) 制备工艺：取处方量 PTU、微晶纤维素、乙基纤维素，分别过 100 目筛，混合均匀，加黏合剂(1%HPMC 水溶液)适量制备软材，挤出制得长条形湿颗粒，调整锅体转速，滚圆；湿丸 50℃真空干燥 2 小时，取过 18～24 目筛小丸，即得。

2. 含量测定　取 PTU 缓释微丸 0.5g，研细，取约 20mg，精密称定，置 50ml 量瓶中，加水溶解，摇匀，定容，取续滤液稀释 100 倍后于 274nm 波长处测定吸光度；另取 PTU 对照品适量，依法测定，以外标法(或吸光系数法)计算主药含量。

3. 释放度测定　取 PTU 缓释微丸 0.5g，照释放度第二法，以去离子水 900ml 为释放介质，转速为 50r/min，依法操作。在不同时间点(0.5 小时、1 小时、2 小时、4 小时、8 小时、12 小时)分别取溶液 5ml，滤过，取续滤液稀释 100 倍后于

274nm 波长处测定吸光度；另取 PTU 对照品适量，依法测定，以外标法计算不同时间点的累积释放度，并以时间为横坐标，累积释药百分率为纵坐标，作图。

4. 释放曲线拟合 采用单指数模型、对数正态分布模型、Higuchi 方程、威布尔分布模型等，进行释药模型拟合，根据模型相关性分析 PTU 缓释微丸的释药机制。

五、数 据 处 理

1. 微丸收率 共制得微丸________g，形态______________，大小均匀度____________。

2. 含量测定 取样量：____________mg，供试液吸光度值_____________，对照品溶液吸光度_____________，含量________________。

含量计算公式：

3. 释放度测定结果(表 35-1、表 35-2)

表 35-1 不同时间溶出液吸光度测定结果

序号	0.5 小时	1 小时	2 小时	4 小时	8 小时	12 小时
1						
2						
3						
4						
5						
6						

表 35-2 不同时间累积释药百分率计算结果(%)

序号	0.5 小时	1 小时	2 小时	4 小时	8 小时	12 小时
1						
2						
3						
4						
5						
6						

4. 释药速率模型拟合结果(表 35-3)

表 35-3 释放速率模型拟合方程及相关系数

拟合模型	拟合方程	相关系数

5. 试从以下两个方面总结实验

(1) 实验结果是否能够说明所制备制剂体外具有缓释作用？

(2) 说明该制剂释药机制。

六、思 考 题

(1) 释放度测定和含量测定均采用了紫外分光光度法，两者在方法学研究时有什么区别？

(2) 本实验所设计的小丸属于哪种骨架类型？其释放机制是否与设计原理相关？

(许小红)

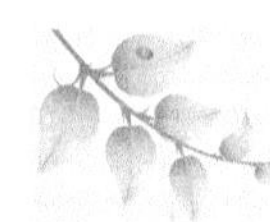

第四部分　研究创新性实验

实验 36　参照已知溶出曲线设计并制备阿昔洛韦片

一、实 验 目 的

(1) 设计并制备溶出曲线与参考曲线(以水为溶出介质)相似的阿昔洛韦片。

(2) 熟悉片剂处方设计、优化思路与方法。

(3) 培养灵活应用所学知识解决具体问题的能力。

二、实 验 原 理

溶出度是指药物从片剂等固体制剂在规定溶剂中溶出的速度和程度，溶出曲线是指在规定的时间内药物从固体制剂累积溶出量的变化曲线。溶出度是口服固体制剂处方工艺筛选时重要的考察指标，也是评价同一厂家不同批次产品、或不同厂家相同产品体外质量一致性的重要指标。

阿昔洛韦为一种合成的嘌呤核苷类似物，用于单纯疱疹病毒所致的各种感染，临床上应用的主要剂型有片剂、注射剂、软膏等。由于其水溶性差，因此片剂处方工艺对药物溶出行为有较大影响。在口服固体制剂仿制药处方工艺设计时，要求与原研产品溶出曲线一致性评价符合要求。由于目前原研产品不易获得，因此本次实验根据该上市产品公布的已知溶出曲线，以及说明书中标注的辅料种类，设计并制备在水中溶出行为一致的阿昔洛韦片。

三、实验材料与仪器

1. 实验试剂与试药

(1) 原料药：阿昔洛韦。

(2) 可供选择的辅料：微晶纤维素、羧甲基淀粉钠、甲基纤维素、二氧化硅、硬脂酸镁、乳糖、交联聚维酮、纯化水。

(3) 对照品：阿昔洛韦。

2. 实验仪器　压片机、溶出度仪、紫外分光光度仪。

四、实 验 内 容

1. 处方设计　选择以上提供的辅料，拟订试制处方。

2. 试制小样　建议采用湿法制粒压片法，制备小样。

3. 溶出度测定　采用所提供溶出度测定法，测定试制样品在水中的溶出度及溶出曲线。

4. 优化处方工艺　判断溶出度测定是否符合要求，并采用 f_2 因子法对溶出曲线与参比曲线的相似性进行判断，根据两者判断结果，综合分析，调整各辅料用量比例及压片工艺参数，进一步优化方工艺，最终制得水中溶出曲线与参比曲线相似的阿昔洛韦片。

5. 实验设计参考

(1) 参考处方组成：日本产阿昔洛韦片(规格：200mg)所用辅料为微晶纤维素、硬脂酸镁、羧甲基淀粉钠、甲基纤维素、二氧化硅。

(2) 实验室供选择的辅料：微晶纤维素、羧甲基淀粉钠、甲基纤维素、二氧化硅、硬脂酸镁、乳糖、交联聚维酮。

(3) 溶出度测定法及不同 pH 溶出介质参考累积溶出曲线：取本品，照溶出度测定法(桨法)，以水 900ml 为溶剂，转速为 50r/min，依法操作，在不同时间点取溶液适量滤过，弃去至少 10ml 初滤液，精密量取续滤液适量，加水稀释制成每 1ml 中含 8.9μg 的溶液，作为供试品溶液。另精密称取预经卡氏法测定水分的阿昔洛韦对照品约 0.022g，置 100ml 量瓶中，加水溶解并稀释至刻度，摇匀，作为对照品溶液。取上述两种溶液照紫外-可见分光光度法，分别在 252nm 波长处测定吸光度，计算溶出量。

本实验仅选以水为溶出介质的溶出曲线为参比曲线，具体累积溶出数据请根据图 36-1 测量获得。

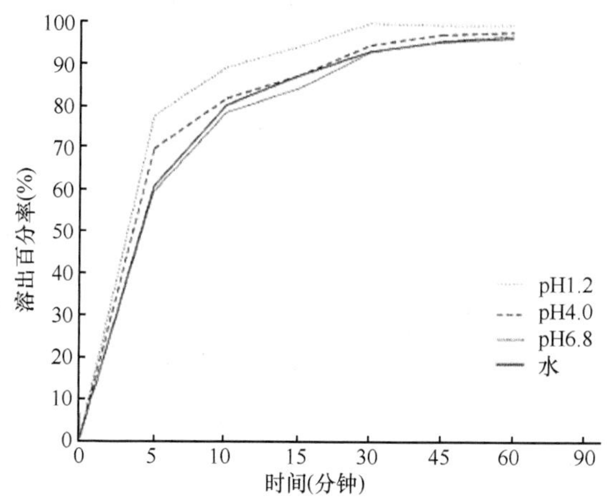

图 36-1　阿昔洛韦片在 4 种不同 pH 的溶出介质中的溶出曲线

五、数据记录与处理

(1) 处方组成及制备工艺参数。

(2) 不同处方片剂溶出曲线。

(3) 溶出曲线相似度比较。

(4) 处方工艺优化过程数据记录与处理。

六、思 考 题

(1) 为了保证在课堂时间内完成实验内容，本次实验主要考察了试制制剂在水中的溶出曲线。试问进行溶出行为一致性评价时，为什么需分别对不同 pH 溶出介质中的溶出曲线做相似性判断，本次实验溶出度研究后续还应完成哪些内容？

(2) 试分析溶出度研究与溶出曲线研究意义有什么不同。

(许小红)

实验 37 沙利度胺的合成、制剂制备

一、实 验 目 的

(1) 掌握沙利度胺的合成方法。

(2) 掌握粉末直接压片的处方设计步骤。

(3) 熟悉粉末直接压片得到的片剂的质量特点。

(4) 了解沙利度胺的含量测定方法。

二、实 验 原 理

(一) 沙利度胺的合成

沙利度胺的合成方法有多种，实验室常用的合成路线见图 37-1。

1. 路线一 以邻苯二甲酸酐(1)和谷氨酸(2)为原料，经缩合、关环、氨解开环后再关环，四步反应制得沙利度胺(target molecule，TM)，此方法的缺陷是合成步骤太多，总收率低。

2. 路线二 以邻苯二甲酸酐(1)和谷氨酰胺(6)为原料，经缩合及关环反应制得目标产物(TM)，此方法第一步反应较复杂，制备的中间体(5)为黏稠物，后处理烦琐。

3. 路线三 以 *N*-Boc-*L*-谷氨酰胺(7)、邻苯二甲酸酐(1)为原料合成沙利度胺(TM)，首先制备 3-氨基-2，6-哌啶二酮中间体(9)，而后其与邻苯二甲酸酐(1)直接缩合得沙利度胺，这条路线原料易得，工艺条件简单，收率较高。

路线一：

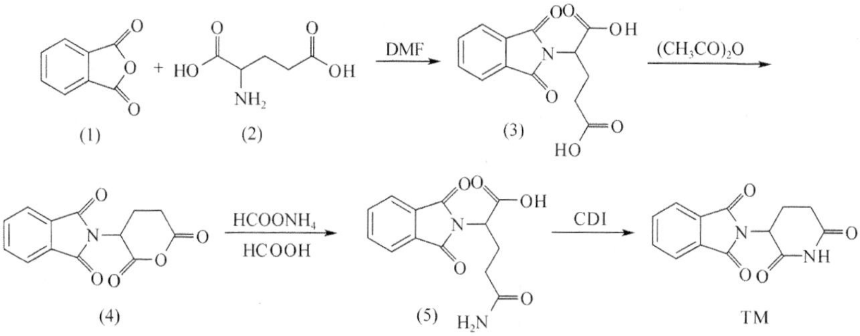

路线二：

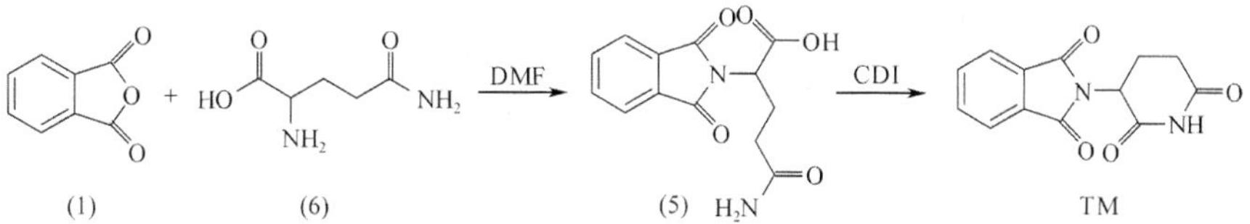

路线三：

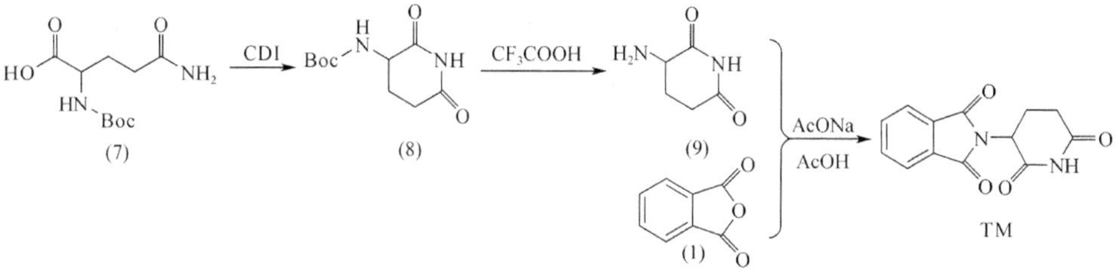

图 37-1　沙利度胺的 3 种合成路线

(二) 沙利度胺含量测定

合成得到的目标化合物(沙利度胺)需要进行结构鉴定及纯度分析。结构鉴定常用的方法是 UV、IR、NMR、MS。另外，沙利度胺具有紫外吸收(237nm)，可采用高效液相色谱法进行含量测定。

(三) 沙利度胺片剂的制备

沙利度胺在水、甲醇、乙醇中极微溶解，在乙醚、三氯甲烷中不溶。沙利度胺在胃肠道上部吸收较好，但是吸收缓慢，在 pH＞6.0 的环境中易水解。文献报道沙利度胺剂型有片剂(普通片、胃内漂浮片)和胶囊剂，规格有 25mg、50 mg。本实验制备沙利度胺片剂。

片剂(tablets)系指原料药物与适宜的辅料制成的圆形或异形的片状固体制剂。片剂具有化学稳定性好、剂量准确、服用、携带运输方便、生产成本低、可以满足不同临床医疗的需要等优点。片剂根据给药途径分为口服片剂、口腔用片剂、外用片剂。片剂的制备方法有制粒压片法和粉末直接压片法。粉末直接压片法的工艺流程见图 37-2。

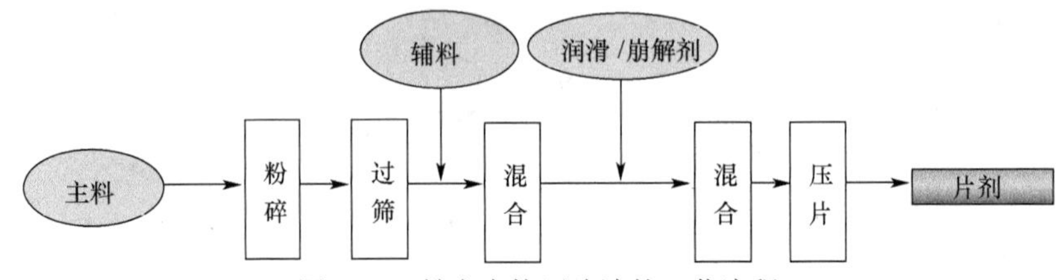

图 37-2　粉末直接压片法的工艺流程

粉末直接压片省去了制粒的步骤，因而具有工序少，工艺简单，省时节能，特别适用于对湿或热不稳定药物的压片。可用于粉末直接压片的辅料有微晶纤维素、可压性淀粉(预胶化淀粉)、喷雾干燥乳糖、磷酸氢钙二水合物等。常用的崩解剂有低取代羟丙基纤维素、交联聚维酮、交联羧甲基纤维素钠等。

(四) 沙利度胺片剂的质量评价

1. 外观　片剂外观应无斑点、光洁美观。

2. 硬度和抗张强度　硬度是片剂的径向破碎力(N)。虽然《中国药典》没有规定统一的片剂硬度检查方法，但是硬度是评价片剂质量的最简便方法。用硬度测定仪测定硬度，取制备好的片剂 3～6 片，记录硬度数值(1kg×10≈1N)，计算出平均值。抗张强度(tensile strength，T_s)是指单位面积的破碎力(MPa)。

$$T_s = \frac{2F}{\pi DL} \tag{37-1}$$

式(37-1)中，F 为片剂径向破碎力，单位 N；D 为片剂的直径，单位 m；L 为片剂的厚度，单位 m。

硬度和抗张强度都可以反应物料的结合力，其中抗张强度能消除厚度和直径的影响，更有实际意义。普通片剂的硬度在 50N 以上，抗张强度在 1.5～3.0MPa 为好。

3. 质量差异　取供试品 20 片，精密称定总重量，求得平均片重后，再分别精密称定每片的重量，每片重量与平均片重比较，超出重量差异限度的不得多于 2 片，并不得有 1 片超出限度 1 倍。重量差异限度见表 37-1。

表 37-1　片剂的重量差异限度

平均片重	重量差异限度
0.30g 以下	±7.5%
0.30g 或 0.30g 以上	±5%

4. 崩解时限　按照《中国药典》2015 年版四部通则(0921)崩解时限检查法规定，取药片 6 片，分别置于升降式崩解仪吊篮的玻璃管中，每管各加 1 片，开动仪器，吊篮浸入 37℃±1℃的水中，按一定频率(30～32 次/分钟)和幅度(55mm±2mm)往复运动。记录崩解时间。如果有 1 片不符合要求，应另取 6 片复试，均应符合规定。药典规定的片剂崩解时限见表 37-2。除另有规定外，凡规定检查溶出度、释放度或分散均匀性的制剂，不再进行崩解时限检查。

表 37-2　《中国药典》规定的片剂崩解时限

片剂	普通片	浸膏片	糖衣片	薄膜包衣片	肠溶包衣片
崩解时限(分钟)	15	60	60	30	人工胃液中 2 小时不得有裂缝、崩解或软化等，人工肠液中 60 分钟崩解

5. 脆碎度(breakage)　反映片剂的抗磨损和振动能力，常用脆碎度测定仪进行测定。取片重＞0.65g 的片剂 10 片(片重≤0.65g 取若干片，使总重为 6.5g)精密称重后，置于碎度测定仪的圆筒中，转速为(25±1)r/min，转动 100 次，取出后吹去脱落的粉末，再精密称重，计算脆碎度，不得超过 1%，且不得检出断裂、龟裂及粉碎的片。

三、实验材料与仪器

1. 实验试剂与试药　*N*-Boc-*L*-谷氨酰胺、*N*′-羰基二咪唑(CDI)、四氢呋喃、二氯甲烷、三氟乙酸、甲醇、乙酸、乙酸钠、3-氨基哌啶-2，6-二酮、邻苯二甲酸酐、碘。

2. 实验仪器　压片机、恒温磁力搅拌器、三颈瓶、冷凝管、旋转蒸发仪、紫外灯、天平、硅胶薄层板、毛细点样管、抽滤瓶、循环水泵、铁架台、崩解仪、硬度测定仪。

四、实验内容

(一) 沙利度胺的合成

1. 沙利度胺的合成路线　本实验采用第三种合成方法，具体合成路线见图 37-3。

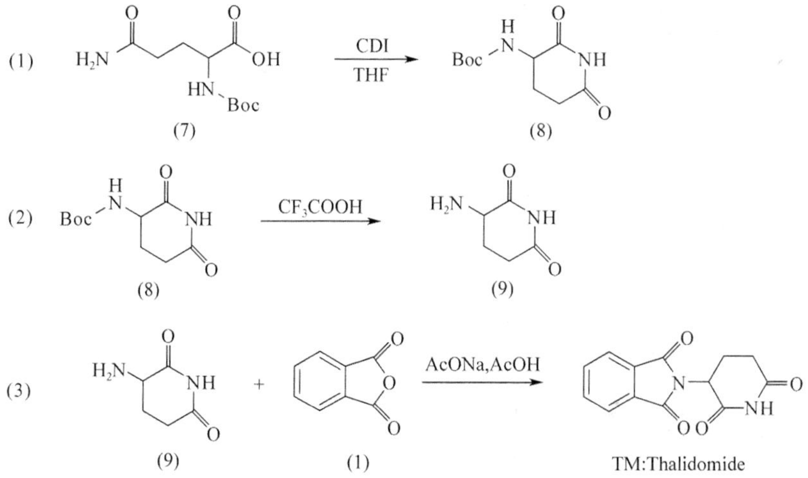

(1) (7) $\xrightarrow[\text{THF}]{\text{CDI}}$ (8)

(2) (8) $\xrightarrow{CF_3COOH}$ (9)

(3) (9) + (1) $\xrightarrow{\text{AcONa,AcOH}}$ TM:Thalidomide

图 37-3　优选出来的沙利度胺合成路线

2. 沙利度胺的制备

(1) 3-(*N*-叔丁氧羰基)氨基-2，6-二氧代哌啶(8)的制备

1) 原料和试剂：

试剂名称	使用量	摩尔数	摩尔比
N-Boc-*L*-谷氨酰胺	1.23g	5mmol	1
N'-羰基二咪唑(CDI)	0.924g	5.5mmol	1.1
四氢呋喃	30ml		

2) 操作步骤：①在装有磁子和球形冷凝器的 100ml 双颈瓶中，依次加入*N*-Boc-*L*-谷氨酰胺 1.23g，*N'*-羰基二咪唑(CDI)0.924g 和四氢呋喃 30ml。②在油浴上加热至 60℃，搅拌回流 6～10 小时。③反应完毕，充分冷却反应液，析出固体，抽滤，用少量冷水洗涤。干燥后得粗品。测定熔点，计算收率。

(2) 3-氨基哌啶-2，6-二酮(9)的三氟乙酸盐的制备

1) 原料和试剂：3-(*N*-叔丁氧羰基)-氨基-2，6-二氧代哌啶 2.00g，二氯甲烷 10ml，三氟乙酸 2ml。

2) 操作步骤：①在装有磁子的 50ml 单口瓶中，加入第一步的产物(8)即 3-(N-叔丁氧羰基)-氨基-2，6-二氧代哌啶 2.00g，二氯甲烷 10ml。②冰浴下，慢慢加入三氟乙酸 2ml，常温继续反应 2～3 小时。③反应完毕，反应液用旋转蒸发仪减压除去二氯甲烷及过量三氟乙酸，剩余物溶于 10ml 甲醇中，减压蒸干，得淡粉色油状的化合物(9)的三氟乙酸盐，直接用于下步反应。

(3) 沙利度胺的制备

1) 原料和试剂：

试剂名称	使用量	摩尔数	摩尔比
3-氨基哌啶-2，6-二酮	1.64g	10mmol	1
邻苯二甲酸酐	1.48g	10mmol	1
乙酸钠	1.64g	20mmol	2
乙酸	35ml		

2) 操作步骤：①在装有磁子及球型冷凝器的 100ml 三颈瓶中，加入第二步的产物 3-氨基哌啶-2，6-二酮(9)的三氟乙酸盐 1.64g，邻苯二甲酸酐 1.48g，乙酸钠 1.64g，乙酸 35ml。②开动搅拌，95℃加热回流反应 6 小时，TLC 检测反应达到平衡后，结束反应。③反应完毕，反应液自然冷却至室温，析出固体，抽滤，用少量冷水洗涤。干燥后得粗品，熔点(mp)269～274℃。粗品采用重结晶方法精制，得纯度更高的化合物。

(二) 沙利度胺的含量测定

重结晶的化合物，按要求处理好，送分析测试中心，用四大波谱(UV、IR、NMR、MS)鉴定后，与标准图谱对照，确定为沙利度胺。并按以下方法进行沙利度胺含量测定。

测定方法：HPLC 法。

色谱条件：ODS-C18 色谱柱；乙腈-水-磷酸(15∶85∶0.1)为流动相；检测波长为 237nm。

取合成的沙利度胺约 0.1g，精密称定，置 100ml 量瓶中，加乙腈 80ml，超声使溶解，放冷，用乙腈定容至刻度，摇匀，精密量取 10ml，置 100ml 量瓶中，加磷酸溶液(1→100)10ml，用水定容至刻度，摇匀。精密量取 20μl，注入液相色谱仪，记录色谱图。另取沙利度胺对照品，同法测定，按外标法以峰面积计算，即得合成产品中沙利度胺的含量。

(三) 沙利度胺片剂的制备

1. 处方 沙利度胺 3.0g，预胶化淀粉 45.5g，硬脂酸 0.5g，滑石粉 0.5g，微粉硅胶 0.5g，共制 50g。

2. 制备工艺 将沙利度胺研细，按等量递加稀释法与预胶化淀粉混合，再加入硬脂酸-滑石粉(1∶1)细粉和微粉硅胶，混匀，直接压片。

3. 质量检查 外观、硬度和抗张强度、质量差异、崩解时限、脆碎度。

五、数 据 处 理

实验结果记录在表 37-3～表 37-6 中。

表 37-3 沙利度胺合成和含量测定的结果

	反应现象	收率	含量测定
步骤Ⅰ			-
步骤Ⅱ			-
步骤Ⅲ			-
重结晶的沙利度胺			

表 37-4 外观、硬度、抗张强度、崩解时间的测定结果

编号	外观	直径×厚度(mm×mm)	硬度(N)	抗张强度(MPa)	崩解时间(分钟)
1					
2					
3					
4					
5					
6					
平均					

表 37-5 片重差异的测定结果

编号	片重(mg)	编号	片重(mg)	编号	片重(mg)	结果
1		8		15		平均片重： RSD=
2		9		16		
3		10		17		
4		11		18		
5		12		19		
6		13		20		
7		14				

表 37-6 片剂脆碎度的测定结果

批号	片数	试验前重量(g)	试验后重量(g)	脆碎度(%)
1				
2				
3				

六、思 考 题

(1) 沙利度胺合成中，CDI 催化的氨基酸缩合反应的原理是什么？常用的脱去 Boc 保护基的方法有哪些？

(2) 本实验中沙利度胺合成路线与其他的合成路线有哪些不同？

(3) 沙利度胺 R 构型有镇静作用，S 构型与致畸有关，那么能否通过体外拆分的方式，给予沙利度胺 R 构型，从而避免不良反应(致畸)的出现？

(4) 片剂的崩解时限不合格的原因及解决方法？

(5) 产生片重差异的主要原因是什么？

(6) 沙利度胺的合成实验结果对后面的制剂质量有何影响？

附录：

沙利度胺(thalidomide)，又称酞胺哌啶酮、反应停，是德国制药商格兰泰公司 20 世纪 50 年代推出的一种镇静剂，为谷氨酸衍生物。沙利度胺最早用于减轻妇女怀孕早期出现的恶心、呕吐等妊娠反应，但是导致了不少新生儿先天四肢残缺。后来发现沙利度胺对麻风结节性红斑患者有快速的抗炎作用及疗效，研究表明：沙利度胺对麻风病无治疗作用，但与抗麻风病药同用以减少麻风反应，治疗各型麻风反应，如淋巴结肿大、结节性红斑、发热、关节痛及神经痛等疗效较好。除被用于麻风结节性红斑外，1998 年 7 月 16 日，FDA 正式批准沙利度胺治疗骨髓瘤(myeloma)，但是因为其胎儿致畸性，孕期或者准备怀孕的妇女用药都有非常严格的限制。在 2006 年，美国 FDA 又审查并且通过了沙利度胺可以治疗 Multiple myeloma(简称 MM，又叫多发性骨髓瘤或骨髓瘤)。

沙利度胺化学名为：*N*-(2，6-二氧代-3-哌啶基)-邻苯二甲酰亚胺，2-(2，6-dioxopiperidin-3-yl)isoindoline-1，3-dione[2-(2，6-Dioxo-3-piperidinyl)-1H-isoindole-1，3-dione]，分子式：$C_{13}H_{10}N_2O_4$，相对分子质量：258.23，熔点 269～274℃。沙利度胺为淡黄色结晶性粉末，无臭无味，微溶于水，能溶于乙醇，几乎不溶于乙醚和氯仿。

化学结构：谷氨酸衍生物，在生理 pH 条件下有两种旋光异构体——R(右旋)和 S(左旋)，R 构型——有镇静作用，S 构型——致畸有关。

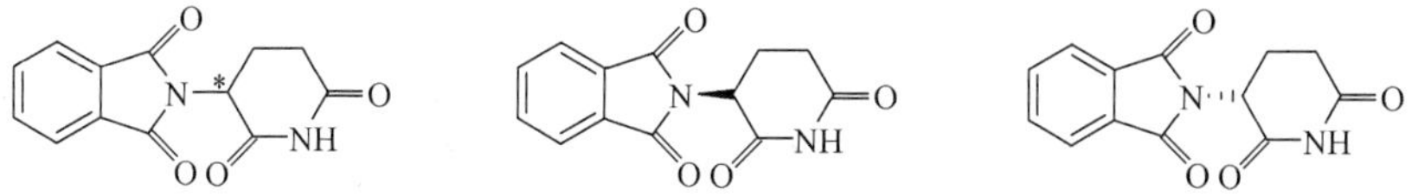

沙利度胺　　(*R*)-沙利度胺安全的　　(*S*)-沙利度胺致畸的

(王秀敏)

实验 38　阿司匹林缓释片的处方设计与优化

一、实验目的

(1) 掌握骨架型缓释片剂处方设计的原理。

(2) 熟悉缓释片剂体外释放度的测定方法。

(3) 掌握应用正交设计优化制剂处方的方法。

二、实验原理

1. 剂型选择依据　阿司匹林是一种历史悠久的解热镇痛药，常用于发热、头痛、肌肉痛、风湿等病的治疗，还可预防短暂性脑缺血发作、心肌梗死等。由于普通的阿司匹林片，在体内水解成水杨酸后对胃肠道黏膜具有较强的刺激作用，易引起溃疡及出血，故将其制成缓释制剂以减少不良反应。缓释制剂的种类很多，其中骨架型缓释制剂的制备方法简便，应用最为广泛，国内外均有品种上市。

2. 定义　骨架型缓释制剂是指药物和一种或多种骨架缓释材料通过压制、融合等技术手段制成的片状、粒状或其他形式的制剂。它们在水或生理体液中能够维持或转变成整体式骨架结构，药物以分子或结晶状态均匀分散在骨架结构中，起着贮库和控制药物释放的作用。

3. 类型　骨架型缓释片包括亲水性凝胶骨架片、蜡质类骨架片与不溶性骨架片。本实验拟设计、制备阿司匹林亲水性凝胶骨架片。目前最常用的亲水性凝胶骨架材料是羟丙甲纤维素(HPMC)，根据甲氧基和羟丙基两种取代基含量的不同，有多种型号的品种，其中常用的型号为 K4M(黏度为 4000mPa·s)和 K15M(黏度为

15000mPa·s)。另外还有 MC、HEC、CMC-Na 和海藻酸钠等，这些材料遇水后水化形成凝胶层，凝胶层的性质直接影响药物的释放速率，是控制药物释放的重要因素。

4. 影响药物释放的因素 影响亲水型凝胶骨架片药物释放的因素很多，如：①骨架材料的理化性质、用量、黏度及粒径等；②药物的性质、在处方中的含量，稀释剂的用量等；③制备工艺及片剂大小等。其中主要的控释参数是骨架材料与主药成分的比例及骨架材料的分子质量，主药与辅料的粒径大小、HPMC 类型等。这些影响因素在此类缓释制剂的处方设计中需要得到充分考虑。

药物制剂处方和工艺研究中，需要全面系统地对影响制剂质量的各种处方和工艺因素进行分析和评价，而且在很多情况下这些因素是相互关联的。因此，与传统研究中常用的单因素优化法不同，需要全面考察多变量体系中各个因素之间的相互作用及其影响力，从中规划出设计空间。因为涉及因素往往较多，尽可能地以最少的实验获得最全面准确的信息，选择合理的实验设计方法十分重要。本实验拟选取正交设计法优化阿司匹林缓释片的处方。正交设计是用于多因素优化试验的一种方法，它是从全面试验中挑选出部分有代表的点进行试验，这些代表点具有“均匀”和“整齐”的特点，具有很高的效率。

三、实验材料与仪器

1. 实验试剂与试药 阿司匹林，羟丙甲纤维素(K4M、K10M、K15M)，乙基纤维素，壳聚糖，淀粉，乳糖，糊精，微晶纤维素，滑石粉，硬酯酸镁，微粉硅胶，酒石酸，乙醇等。

2. 实验仪器 单冲压片机，烘箱，溶出度测定仪，紫外分光光度计等。

四、实验内容

1. 制剂要求 设计、制备骨架型阿司匹林缓释片(规格为 0.15g)，满足 2 小时累积释药约 35%，4 小时累积释药约 60%，8 小时累积释药达 90%以上。

2. 实验设计 通过查阅文献设计阿司匹林缓释片的处方工艺、体外释放度测定方法，以及正交试验需优化的因素与水平。所用实验材料与仪器尽量不超出上述范围，提前 1 周与指导教师讨论，确定实验方案。

3. 实验实施 2～3 人/组，9 组/室，各组根据所设计好的处方与工艺制备阿司匹林缓释片(约 20 片)，每组完成 4 因素 3 水平正交设计 9 个处方中的 1 个，并测定所制得阿司匹林缓释片的体外释放度。

五、数据处理

数据处理结果见表 38-1～表 38-3。

表 38-1 正交设计因素水平表

水平	因素		
	A	B	C
1			
2			
3			

表 38-2 $L^9(3^4)$正交试验设计表

No.	A	B	C
1			
2			
3			
4			
5			
6			
7			
8			
9			

表 38-3 阿司匹林缓释片体外累积释放百分率

Q(%) / No.	t (小时)				
	1	2	4	6	8
1					
2					
3					
4					
5					
6					
7					
8					
9					

合并本室其他组实验结果，以 2、4、8 小时的累积释放度为指标，进行正交设计的极差与方差分析，评价影响因素的大小，确定最优处方。参照《中国药学杂志》论文格式要求撰写实验报告，包括：题目、摘要(中英文)、前言、材料、方法、结果、讨论与参考文献。

六、思 考 题

(1) 2015 年版《中国药典》中，对缓、控释制剂是如何定义的？

(2) 缓、控释制剂设计需要考虑哪些影响因素？

(3) 亲水性凝胶骨架片的释药机制是什么？

(4) 缓、控释制剂体外释放度试验如何设计？

(5) 除了正交设计，还有哪些实验设计方法可用于制剂处方、工艺的优化？

(蔡 铮)

实验 39 盐酸多柔比星脂质体的制备及包封率的测定

一、实验目的

(1) 掌握主动载药法制备脂质体的工艺。

(2) 掌握葡聚糖凝胶柱色谱法测定脂质体包封率的方法。

(3) 熟悉脂质体形成原理与作用特点。

二、实验原理

1. 脂质体的定义 脂质体系指药物被类脂双分子层包封成的微小囊泡。

2. 脂质体的组成 构成脂质体的材料主要有磷脂、胆固醇、其他附加剂。磷脂是脂质体的骨架膜材，磷脂的性质直接影响脂质体体外理化性质及体内分布。磷脂是两亲性物质，具有表面活性，不溶于水、丙酮，易溶于氯仿，磷脂分子结构中有两条较长的疏水烃链和一个亲水基团。将适量的磷脂加至水或缓冲盐溶液中，磷脂分子定向排列，其亲水基团面向两侧的水相，疏水的烃链彼此相对缔和为双分子层，构成脂质体。用于制备脂质体的磷脂有天然磷脂和合成磷脂。天然磷脂如大豆磷脂、卵磷脂等，天然磷脂为磷脂酰胆碱(PC)、磷脂酰乙醇胺(PE)、磷脂酸(PA)、磷脂酰肌醇(PI)的混合物，常以 PC 的含量来表示其纯度；合成磷脂有二棕榈酰磷脂酰胆碱(DPPC)、二硬质酰磷脂酰胆碱(DSPC)、二肉豆蔻酰磷脂酰胆碱(DMPC)、二肉豆蔻酰磷脂酰乙醇胺(DMPE)等。胆固醇也是脂质体重要组成成分，与磷脂混合使用可制得稳定的脂质体，胆固醇的作用是调节双分子层的流动性，降低脂质体膜的通透性。其他附加剂有十八胺、磷脂酸、抗氧化剂等，这些附加剂能改变脂质体的包封率、体内外稳定性、体内分布等。

3. 脂质体的分类 相关内容参见本书第二部分实验 31。

4. 脂质体的制备方法 相关内容参见本书第二部分实验 31。

5. 脂质体质量评价指标 相关内容参见本书第二部分实验 31。

本实验采用分子筛法(Sephadex G50 葡聚糖凝胶为填料)测定包封率。分子筛法是利用分子质量的大小不同来进行分离，未包进脂质体内的药物(即游离药物)由于分子质量小，可以进入葡聚糖凝胶颗粒的孔中，而后被洗脱下来。脂质体包封后的药物，由于整体分子质量大，从葡聚糖凝胶颗粒与颗粒间的缝隙中被率先洗脱出来。所以先收集到的是脂质体，后收集到的是游离药物。从而达到分离目的，用以测定包封率。

三、实验材料与仪器

1. 实验试剂与试药　盐酸多柔比星、注射用大豆卵磷脂、胆固醇、氯仿、甲醇、硫酸铵、PBS、Sephadex G50。

2. 实验仪器　天平、脂质体挤出仪、旋转蒸发仪、细胞破碎仪、恒温水浴锅、玻璃珠、光学显微镜、0.22μm 微孔滤膜、0.45μm 微孔滤膜、0.8μm 微孔滤膜、紫外分光光度仪(酶标仪或荧光分光光度计)、玻璃柱、棉花、圆底烧瓶、超声波清洗机、透析袋(相对分子质量 8000)等。

四、实 验 内 容

(一) 空白脂质体的制备

1. 处方　大豆磷脂 160mg，胆固醇 40mg，甲醇 2ml，氯仿 6ml，共制 2ml。

2. 制备工艺　称取处方量的磷脂、胆固醇于 250ml 茄形瓶(或圆底烧瓶)中，加入有机混合溶剂，超声溶解，40℃下，旋转蒸发仪上挥发有机溶剂 45 分钟，全部除去溶剂，制备磷脂膜。将整个茄形瓶置于−20℃冻存 1 小时，然后取出，加入适量玻璃珠和预热(55℃)的 0.25mol/L 硫酸铵溶液 2ml，水化 30 分钟，细胞粉碎仪破碎 100 秒(破碎 5 秒，休息 10 秒，30%功率)，制备得空白脂质体。可以取样去油镜下观察脂质体形态。

(二) 多柔比星脂质体的制备

将所得空白脂质体用脂质体挤出(N_2 流下加压)仪依次通过 0.8μm、0.45μm、0.22μm 微孔滤膜进行整粒，每步反复 3～5 次。整粒后的装入透析袋中，用 200 倍体积的 PBS(1×)缓冲液透析 2 小时，得 2ml 透析后的空白脂质体。取 1ml 透析后的空白脂质体，加入盐酸多柔比星 1mg，超声，37℃水浴孵化 30 分钟，即得多柔比星脂质体。

(三) 多柔比星脂质体包封率的测定

1. 游离药物的分离　Sephadex G50 层析柱法：称取约 1.5g 葡聚糖凝胶(Sephadex G50)，用纯水浸泡过夜，装柱(1cm 的直径，长大概是 40cm 玻璃柱，凝胶高度大概在 13cm)，上样 0.5ml 多柔比星脂质体，用纯水冲柱，收集流出液(每管 3～4ml，多柔比星脂质体集中在 3 管中，合并)，即得过柱后的多柔比星脂质体(约 10ml)。稍后洗脱下来的是游离的多柔比星，要另外收集。

2. 包封率测定

(1) 多柔比星溶液制备：称取多柔比星标准品 0.5mg，蒸馏水定容到 10ml。吸取 2.5ml 配制的多柔比星溶液用甲醇定容至 5ml，以空白溶剂为对照，480nm

处测吸光度 A_1。

(2) 总药量测定：取 0.5ml 多柔比星脂质体，加入 0.5ml 甲醇，超声破乳，5000r/min 离心 5 分钟，取上清液 50μl，加入蒸馏水 450μl 和甲醇 500μl，以空白溶液为对照，480nm 处测量吸光度 A_2。

(3)脂质体中包裹的药物量的测定：从过 Sephadex G50 后得到的多柔比星脂质体溶液(总体积为 10ml)中取 0.5ml，加入 0.5ml 甲醇，超声破乳，5000r/min 离心 5 分钟，取上清液，以空白溶液为对照，480nm 处测量吸光度 A_3。

$$包封率(\%)=A_3/A_2\times100\% \qquad 回收率(\%)=A_2/A_1\times100\%$$

空白溶液的制备：取 0.5ml 空白脂质体，加入 0.5ml 甲醇，超声破乳，5000r/min 离心 5 分钟，取上清液 50μl，加入纯化水 450μl 和甲醇 500μl，即得。

如果脂质体过柱后的体积不是 10ml，稀释倍数不同于“总药量测定”，可以通过绘制多柔比星溶液标准曲线(浓度范围 10～100μg/ml)，将吸光度值代入标准曲线，求出具体浓度数值，再乘以各自的稀释倍数，求出药物量，再进行包封率的测定。

3. 形态观察 取样，在油镜下观察脂质体的形态，画出所见脂质体结构，记录最多和最大的脂质体的粒径；随后将所得脂质体液体通过 0.8μm 微孔滤膜两遍，进行整粒，再于油镜下观察脂质体的形态，画出所见脂质体结构，记录最多和最大的脂质体的粒径。

4. 注意事项

(1) 在整个实验过程中禁止用火。

(2) 磷脂和胆固醇的有机溶剂溶液应澄清，不能在水浴中放置过长时间。

(3) 磷脂、胆固醇形成的薄膜应尽量薄，同时要保证有机溶剂无残留。

(4) 水浴中水化时间要充分，保证所有脂质水化，不得存在脂质块。

五、数 据 处 理

(1) 绘制显微镜下脂质体的形态图。

(2) 记录显微镜下测定的脂质体的粒径(表 39-1)。

表 39-1 显微镜下测定的脂质体的粒径

类别	形态	最大粒径(μm)	最多粒径(μm)
空白脂质体			
载药脂质体			

(3) 计算脂质体的包封率。

六、思 考 题

(1) 脂质体作为药物载体的特点，影响脂质体形成的因素有哪些？

(2) 如何提高脂质体对药物的包封率?

(3) 如何选择包封率的测定方法？本文所用的“分子筛法”与“超速离心法”、“阳离子交换树脂法”相比，有何优缺点？

(4) 本实验方案还有哪些方面有待改进?

(5) 脂质体的主动载药和被动载药的优缺点是什么？

(王秀敏)

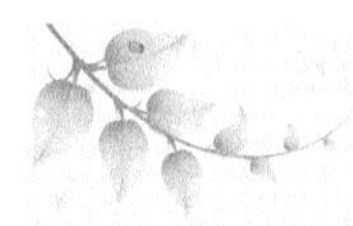

附 录

附录 1 制剂常用辅料

(一) 液体制剂的常用辅料

见附表 1-1。

附表 1-1 口服液体制剂的常用附加剂

增溶剂	聚山梨酯类、聚氧乙烯脂肪酸酯类等
助溶剂	碘化钾(I_2)、枸橼酸(咖啡因)、苯甲酸钠(咖啡因)
潜溶剂	水溶性：乙醇、丙二醇、甘油、聚乙二醇 非水溶剂：苯甲酸苄酯、苯甲醇
防腐剂	对羟基苯甲酸酯类(0.01%～0.25%)、苯甲酸及其盐(0.03%～0.1%) 山梨酸(0.02%～0.04%)、苯扎溴铵(0.02%～0.2%) 醋酸氯己定(0.02%～0.05%)、邻苯基苯酚(0.005%～0.2%) 桉叶油(0.01%～0.05%)、桂皮油(0.01%)、薄荷油(0.05%)
矫味剂	甜味剂：蔗糖、橙油、山梨醇、甘露醇、阿司帕坦、糖精钠、天冬甜精、蛋白糖 芳香剂：柠檬、薄荷油、薄荷水、桂皮水、苹果香精、香蕉香精 胶浆剂：阿拉伯胶、羧甲基纤维素钠、琼脂、明胶、甲基纤维素 泡腾剂：有机酸+碳酸氢钠
着色剂	天然：苏木、甜菜红、胭脂红、姜黄、胡萝卜素、松叶兰、乌饭树叶、叶绿素铜钠盐、焦糖、红氧化铁 合成：苋菜红、柠檬黄、胭脂红、日落黄 外用色素：伊红、品红、亚甲蓝等
助悬剂	低分子助悬剂：甘油、糖浆剂 天然：胶树类，如阿拉伯胶、西黄蓍胶、桃胶、海藻酸钠、琼脂、淀粉浆 合成半合成：甲基纤维素、羧甲基纤维素钠、羟丙甲纤维素、卡波姆、聚维酮、葡聚糖、单硬脂酸铝(触变胶)
润湿剂	表面活性剂：聚山梨酯类、聚氧乙烯蓖麻油类、泊洛沙姆等
絮凝剂与反絮凝剂	枸橼酸、枸橼酸盐、酒石酸、酒石酸盐
表面活性剂	阴离子表面活性剂：硬脂酸钠、硬脂酸钾、油酸钠、硬脂酸钙、十二烷基硫酸钠、硫酸化蓖麻油 非离子表面活性剂：单甘油脂肪酸酯、三甘油脂肪酸酯、聚甘油硬脂酸酯、蔗糖单月桂酸酯、脂肪酸山梨坦、聚山梨酯、卖泽(Myrij)、苄泽(Brij)、泊洛沙姆等
乳化剂	表面活性剂：见表面活性剂 天然乳化剂：阿拉伯胶、西黄蓍胶、明胶、杏树胶、卵黄 固体微粒乳化剂：O/W 型乳化剂：氢氧化镁、氢氧化铝、二氧化硅、皂土等 W/O 型乳化剂：氢氧化钙、氢氧化锌等
辅助乳化剂	增加水相黏度：甲基纤维素、羧甲基纤维素钠、羟丙甲纤维素、海藻酸钠、琼脂、西黄蓍胶、阿拉伯胶、黄原胶、果胶、皂土等 增加油相黏度：鲸蜡醇、蜂蜡、单硬脂酸甘油酯、硬脂酸、硬脂醇等

(二) 注射剂的常用辅料

见附表 1-2 和附表 1-3。

附表 1-2　注射用溶剂

注射用水	纯化水经蒸馏所得的水
注射用油	植物油：麻油、茶油、花生油、玉米油、橄榄油、棉籽油、豆油、蓖麻油及桃仁油、油酸乙酯
注射用非水溶剂	丙二醇(10%～60%)、聚乙二醇 400(≤50%)、二甲基乙酰胺(DMA)、乙醇(≤50%)、甘油(≤50%)等

附表 1-3　注射剂常用附加剂

附加剂浓度范围(%)		附加剂浓度范围(%)	
缓冲剂：		螯合剂：	
乙酸、乙酸钠	0.22，0.8	EDTA-2Na	0.01～0.05
枸橼酸、枸橼酸钠	0.5，0.4	增溶剂、润湿剂、乳化剂：	
乳酸	0.1	聚氧乙烯蓖麻油	1～65
酒石酸、酒石酸钠	0.65，1.2	聚山梨酯-20	0.01
磷酸氢二钠、磷酸二氢钠	1.7，0.71	聚山梨酯-40	0.05
碳酸氢钠、碳酸钠	0.005，0.06	聚山梨酯-80	0.04～4.0
抑菌剂：		聚维酮	0.2～1.0
苯甲醇	1～2	卵磷脂	0.5～2.3
羟苯丁酯、甲酯	0.01～0.015	助悬剂：	
苯酚	0.5～1.0	明胶	2.0
三氯叔丁醇	0.25～0.5	甲基纤维素	0.03～1.05
硫柳汞	0.001～0.02	羧甲基纤维素	0.05～0.75
局麻剂：		果胶	0.2
利多卡因	0.5～1.0	填充剂：	
盐酸普鲁卡因	1.0	乳糖	1～8
苯甲醇	1.0～2.0	甘氨酸	1～10
三氯叔丁醇	0.3～0.5	甘露醇	1～10
等渗调剂剂：		稳定剂：	
氯化钠	0.5～0.9	肌酐	0.5～0.8
葡萄糖	4～5	甘氨酸	1.5～2.25
甘油	2.25	烟酰胺	1.25～2.5
抗氧剂：		辛酸钠	0.4
亚硫酸钠	0.1～0.2	保护剂：	
亚硫酸氢钠	0.1～0.2	乳糖	2～5
焦亚硫酸钠	0.1～0.2	蔗糖	2～5
硫代硫酸钠	0.1	麦芽糖	2～5
维生素 C		人血清白蛋白	0.2～2

(三) 固体制剂的常用辅料

见附表 1-4～附表 1-8。

附表 1-4 在湿法制粒中常用的填充剂

可溶性填充剂	乳糖(结晶性或粉状)、糊精、蔗糖粉、甘露醇、葡萄糖、山梨醇、果糖、赤藓糖、氯化钠
不可溶性填充剂	淀粉(玉米、马铃薯、小麦)、微晶纤维素、磷酸二氢钙、碳酸镁、碳酸钙、硫酸钙、水解淀粉、合成硅酸铝

附表 1-5 常用于湿法制粒的黏合剂

黏合剂		溶剂中浓度(%，w/v)	制粒用溶剂
淀粉类	淀粉(浆)	5～25	水
	糊精		
	预胶化淀粉	5～10	水
	蔗糖	50～70	水
纤维素类	甲基纤维素(MC)	1～5	水
	羟丙纤维素(HPC)	3～5	
	羟丙甲纤维素(HPMC)	2～10	水或乙醇-水
	羧甲基纤维素钠(CMC- Na)	1～6	水
	微晶纤维素(MCC)干黏合剂		
	乙基纤维素(EC)	1～3	乙醇
合成高分子	聚乙二醇(PEG4000，PEG6000)	10～50	水或乙醇
	聚乙烯醇(PVA)	5～20	水
	聚维酮(PVP)	2～20	水或乙醇
天然高分子	明胶	2～10	水
	阿拉伯胶		
	西黄蓍胶		
	琼脂		

附表 1-6 常用崩解剂

传统崩解剂质量%	(w/w)	最新崩解剂质量%	(w/w)
淀粉(玉米，马铃薯)	3～15	羧甲基淀粉钠(CMS-Na)	2～8
微晶纤维素	5～20	交联羧甲基纤维素钠(CC-Na)	0.5～5
海藻酸	1～5	交联聚维酮(PVPP)	2～5
海藻酸钠	2.5～10	羧甲基纤维素(CMC)	5～10
离子交换树脂	0.5～5	羧甲基纤维素钙(CMC-Ca)	1～15
泡腾酸-碱系统	3～20	低取代羟丙纤维素(L-HPC)	5～25
		微晶纤维(MCC)	>20

附表 1-7 常用润滑剂、助流剂、抗黏着剂、抗氧剂

辅料用途	辅料名称	参考用量(%)	辅料用途	辅料名称	参考用量(%)
疏水性润滑剂	硬脂酸镁	0.1～1	助流剂	滑石粉	0.1～3
	硬脂酸钙	1 以下		微粉硅胶	0.1～0.3
	硬脂酸	1～2		小麦淀粉	5～10
	蜡类	1～5	抗黏着剂	滑石粉	0.1～3
	微粉硅胶	0.1～0.3		微粉硅胶	0.1～0.3
	氢化植物油	1～6		小麦淀粉	5～10
亲水性润滑剂	聚乙二醇 4000 或 6000	1～5	抗静电剂	十二烷基硫酸钠	
	十二烷基硫酸钠	1～5	抗氧剂	亚硫酸氢钠	
	十二烷基硫酸镁	1～3		焦亚硫酸钠	
	聚氧乙烯单硬脂酸酯	1～5			
	聚氧乙烯月桂醇醚	5	金属离子络合剂	EDTA-2Na	

附表 1-8 膜剂的成膜材料

天然高分子	明胶、阿拉伯胶、琼脂、淀粉、糊精
合成高分子	PVA05-88、PVA 17-88、乙烯-乙酸乙烯共聚物(EVA)、HPMC、HPC

(四) 半固体制剂的常用辅料

见附表 1-9 和附表 1-10。

附表 1-9 软膏剂常用基质及添加剂

基质	油脂性基质	烃类：凡士林、石蜡、液体石蜡 类脂类：羊毛脂、蜂蜡、鲸蜡、二甲基硅油
	水溶性基质	PEG 类、FAPG(十八醇和丙二醇混合物) 凝胶基质：CMC-Na、HPMC、海藻酸钠、海藻酸、皂土、卡波姆、果胶
附加剂	抗氧剂	抗氧剂：维生素 E、没食子酸烷酯、丁羟基茴香醚(BHA)、丁羟基甲苯(BHT) 还原剂：维生素 C、异维生素 C、亚硫酸盐 抗氧剂的辅助剂(螯合剂)：枸橼酸、酒石酸、EDTA、巯基丙酸
	防腐剂	醇类：乙醇、异丙醇、氯丁醇、三氯叔丁醇、苯氧乙醇、溴硝基丙二醇(bronopol) 酸类：苯甲酸、脱氢乙酸、丙酸、山梨酸、肉桂酸、水杨酸 芳香酸：茴香醚、香茅醛、丁子香粉、香兰酸酯 汞化物：乙酸苯汞、硼酸盐、硝酸盐、汞撒利 酚：苯酚、苯甲酚、麝香草酚、对氯邻甲苯酚、对氯-间二甲苯酚 酯：对羟基苯甲酸(乙酸、丙酸、丁酸)酯 季铵盐：苯扎氯铵、溴化烷基三甲基铵 其他：葡萄糖酸氯己定

附表 1-10 栓剂常用基质及添加剂

基质	油脂性	天然基质：可可豆脂 合成或半合成脂肪酸甘油酯：半合成椰油酯、半合成山苍子油酯、半合成棕榈油脂、硬脂酸丙二醇酯、硬化油
	水溶性	甘油明胶、聚乙二醇(PEG)、聚氧乙烯(40)、单硬脂酸酯类(S-40)、泊洛沙姆(Poloxamer188)
添加剂	硬化剂	白蜡、鲸蜡醇、硬脂酸、巴西棕榈蜡

续表

添加剂	增稠剂	氢化蓖麻油、单硬脂酸甘油酯、硬脂酸铝
	吸收促进剂	表面活性剂、氮酮、EDTA、水杨酸、氨基酸乙胺衍生物、乙酰乙酸酯类、β-二羧酸酯、芳香族酸性化合物
	抗氧剂	同软膏剂
	防腐剂	

(五) 薄膜包衣的常用材料

见附表 1-11。

附表 1-11　常用包衣材料及附加剂

辅料类别	用途
薄膜包衣材料	普通性：羟丙基纤维素(HPC)、羟丙基甲基纤维素(HPMC)、甲基纤维素(MC)、羟乙基纤维素(HEC) 胃溶性：丙烯酸树脂Ⅵ号(EuE)、聚乙烯乙醛二乙胺乙酯(AEA) 肠溶性：羟丙甲纤维素邻苯二甲酸酯(HPMCP)、乙酸纤维素酞酸酯(CAP)、乙酸羟丙甲纤维素琥珀酸酯(HPMCAS)、羧甲乙纤维素(CMEC)、甲基丙烯酸共聚物(肠溶型Ⅱ Eu-L100、肠溶型ⅢEu-S100)、聚乙烯醇乙酸苯二甲酸酯(Eu-LDPVA)、乙酸纤维素苯三酸酯(CAT) 不溶性：乙基纤维素(EC)、聚甲基丙烯酸酯(EuRS)、聚甲基丙烯酸酯(EuRL)、乙酸纤维素(CA)
水分散系包衣材料	肠溶性：羟丙甲纤维素邻苯二甲酸酯(HPMCP)、聚甲基丙烯酸(Eu-S) 不溶性：乙基纤维素(EC)、聚甲基丙烯酸酯(EuRS)、丙烯酸乙酯-甲基丙烯酸甲酯共聚物水分散体(NE30D)
增塑剂	纤维素衣材的增塑剂：甘油、丙二醇、PEG6000、PEG400 脂肪族非极性衣材的增塑剂：甘油单乙酸酯、甘油三乙酸酯、二丁基癸二酸酯、邻苯二甲酸二丁酯(二乙酯)、蓖麻油、玉米油、液状石蜡
释放速度调节剂	致孔剂：蔗糖、氯化钠、表面活性剂、PEG 等
包衣时防黏剂	滑石粉、硬脂酸镁、微粉硅胶、二氧化钛

(徐应淑)

附录2　正 交 设 计

一、试 验 原 理

正交设计(orthogonal design)是使用一套规格化的正交表，研究与处理多因素、多水平的试验，并利用统计分析方法来分析试验结果的科学方法。由于正交表将各试验因素、各水平间的组合均匀搭配，合理安排，减少了试验次数，得出的数据经过科学处理，能够提供较多的信息。因此它是一种多因素、多水平、高效、经济的试验方法。

为了更有效进行处方筛选和制剂的工艺优化，常需要使用正交试验。现将正交试验的原理及方法作简单介绍，使学生能初步了解正交试验在药剂学中的应用及正交表的使用方法。

在生产和科学研究中，常需要考察多种试验条件(称为因素)及每一种条件中若干等级(称为水平)对试验结果的影响。如果对每个因素不同水平的相互搭配进行全面试验的话，次数很多，如有 5 个因素，每个因素取 3 个水平，全面试验的次数则为 5^3=125 次。由于种种的原因限制，往往不能做到。因此，如何合理地设计试验是很值得研究的一个问题。正交试验是利用数学统计的观点，应用正交性原理，从全面试验点中挑选具有代表性的点进行试验。挑选的点具有“均匀分散”和“整齐可比”的特点，安排试验次数仅为水平数平方的整倍数，故正交试验是一种试验次数少，并能处理多因素试验的一种科学方法。

在正交试验中，使用正交表进行整体试验、综合比较和分析试验结果。用正交表来安排试验，是利用了正交表具有的“均衡分散”的特点，仅需安排最少次数最具代表性的试验，就可得到试验要求的目标。正交表的构造见附注。每个正交表都有一个代号，如 $L_9(3^4)$、$L_8(2^7)$等，其中符号和数字的意义为：

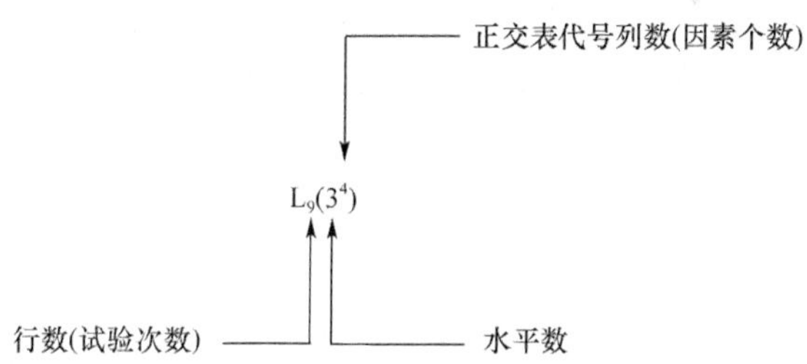

以 $L_9(3^4)$为例，其中 L 表示正交表；L 的下标 9 表示正交表的行数，即使用该表安排试验时所需的试验次数；括号内底数 3 表示正交表中数码的个数，即各因素的水平数；括号内上标的指数 4 表示正交表的列数，即用该表安排试验时最多可以安排的因素的个数。

常用的正交表有 2 水平的，如 $L_4(2^3)$、$L_8(2^7)$等；有 3 水平的，如 $L_9(3^4)$、$L_8(3^7)$等；有 4 水平的，如 $L_{16}(4^5)$等；还有水平不等的，如 $L_8(4\times2^4)$等，详见附注。

二、正交试验过程

1. 明确试验目的，确定评定试验结果的指标　每次试验都有目的，因此，首先要确定本试验预期解决什么问题，如需解决的问题较多，则应分清主次，解决最关键的问题。这些问题通常根据现有的知识、经验或作必要的预实验后确定。

试验目的明确后，进而考虑试验指标。如目的是提高原料药的产率的试验，则指标可取为产率(%)；如目的是提高片剂的溶出度的试验，则指标可取为溶出度。试验指标最好是定量指标，在遇到不能用数量表示、只能采用定性指标时，对定性指标通常通过打分或评定等级予以数量化，便于统计。例如，抗惊厥药物小鼠药效学实验中，小鼠的活动状态可分为惊厥、兴奋、正常、安静 4 种，可以将惊厥状态级数评为 4 级(或打分为 100 分)，其余则相应为 3 级(或 75 分)、2 级(或 50

分)、1 级(或 25 分)。再例如，目的是考察疼痛的程度大小的实验，则根据实验观察可依疼痛程度大小依次评为几个等级。

2. 挑因素，选水平 确定了试验目的和指标后，则应考虑哪些因素对指标有影响，应着重考虑那些影响尚不清楚的因素，以及可能存在不可忽视的相互作用的各个因素。对指标影响不大，或影响大小已经了解的因素，可固定在适当的水平上，不必重新考虑。

在确定了试验的因素后，还须确定这些因素的相应水平。各因素的水平可相等也可不等，一般说来，重要的因素可多取几个水平。

因素和水平确定后，列出因素、水平表，水平的排列不一定按高低或大小顺序，可采取随机化方法决定。

3. 选择合适的正交表 一般根据因素、水平的多少及试验工作量的大小而选用合适的正交表。例如，考虑一个 3 因素 2 水平的问题，若不考虑因素间的相互作用，可选用 $L_4(2^3)$，只做 4 次试验；若需要考虑每两个因素间的相互作用，可选 $L_8(2^7)$，需做 8 次试验。水平数不等时，可选用适当的混合型正交表。

选取正交表后，把各个因素分别填入正交表表头适当的列上，这个过程叫表头设计。

4. 确定实验方案 对于表头上填有因素的每一列，只要把列中的数字依次换成该因素的实际水平，便得到每次试验的条件。试验顺序可不按正交表上排定的试验号，宜采用随机化方法决定，以免引入顺序误差。

5. 进行试验，取得数据，分析数据并得出结论 按拟定的条件和顺序进行试验，及时记录数据及有关情况。对考察指标进行统计分析，找出影响指标因素的大小顺序，选出最优组合。

6. 进行试验验证 对选出的最优组合进行试验验证，以确定所选出最优组合的实际效果。

三、正交试验的数据分析方法

正交设计的分析有直观分析法、极差法和方差分析法 3 种。直观分析法是正交试验数据分析方法中最常用的一种，具有简单、直观、计算量小的优点。

首先计算综合平均值，选择最优水平。为选择某因素的最优水平，可将正交表中该因素下同一水平的各次试验结果求算平均值，称为综合平均值。根据专业知识判断，如果实验结果越大(小)越好，则综合平均值大(小)的水平即为对于指标有利的水平。以 4 因素 3 水平的 $L_9(3^4)$为例，其中在 A 因素列下有 3 个水平，共进行了 9 次试验。将其中 1 水平下进行的 3 次试验的结果求算平均值，记为 $\bar{X}_1$；类似的将 A 因素 2 水平、3 水平的综合平均值求算出来，记为 $\bar{X}_2$ 和 $\bar{X}_3$，若该实验考察指标为产率，即越大越好，那么 3 个值中最大的值所对应的水平即为该因素的最优水平。

然后计算极差，分析各因素对指标影响的次序。在正交表的某因素下，最好的综合平均值与最差的综合平均值之差，称为正交表中的极差，用 R 表示。极差的大小反映出同一因素的不同水平对试验指标的影响程度，R 越大，表明该因素试验指标的影响越大，它就越重要，从而可排出各因素对指标的影响顺序。例如，4 因素 3 水平的 $L_9(3^4)$中，有 A、B、C、D 4 个因素，A 因素的极差最大，说明其对指标影响最明显，D 次之，C 最小，它们的排列顺序为 A→D→B→C。

在前面确立了各因素的最优水平及对指标影响的指标往往不止一个，称为多指标试验。在多指标试验中，应考虑如何兼顾各项指标，以得出使各项指标都尽可能好或比较好的各因素水平组合，常用的方法是综合评分法和综合平衡法。

综合评分法是指在多指标试验中，根据具体情况和要求，对每项试验评出各项指标的得分，然后计算综合得分，把每个试验号的综合分数作为单一试验指标进行分析。

例如：在优化某中药提取工艺参数时，确定了指标性成分芍药苷的提取量和出膏量两个指标。此后，根据选定的正交表进行试验，每次试验均测定上述两个指标。然后将两个指标进行综合加权评分，计算方法如下：对两个指标，即芍药苷的提取量和出膏量给予不同的权重，考虑到制剂服用量和指标性成分是否提取完全，将芍药苷的权重系数定为 0.6，出膏量的权重系数定为 0.4。按如下公式计算：

$$综合评分=\frac{芍药苷的量}{最大芍药苷的量}\times 0.6\times 100+\frac{出膏量}{最大出膏量}\times 0.4\times 100$$

其中，“最大芍药苷的量”和“最大出膏量”分别是正交表各试验中所提取到的芍药苷的最大值和出膏量的最大值。

最终，以综合评分作为单一指标确定提取工艺的最优组合。

综合平衡法是分别把各项指标按单一指标进行分析，然后再把对各个指标计算分析的结果进行综合平衡，从而确定各个因素的最优或较优的组合，可参见例 2。

四、考虑交互作用的试验分析

在多因素的试验中，有些因素对指标的影响往往有相互制约或相互促进的情况，即存在因素间的交互作用。

通常两个因素 A 和 B 间的交互作用称为一级交互作用，记为 A×B；两个以上因素间的交互作用统称为高级交互作用，经验表明后者大都可忽略，故一般不予考虑。

在常用的正交表中，许多表后附有两列间的交互作用表，它是专门用来分析交互作用的。现以附注中的 $L_8(2^7)$正交表及其两列间交互作用表(简称交互表)为例说明这一类表的用法(附表 2-1、附表 2-2)。

附表 2-1 $L_8(2^7)$正交表

试验号	列号						
	1	2	3	4	5	6	7
1	1	1	1	1	1	1	1
2	1	1	1	2	2	2	2
3	1	2	2	1	1	2	2
4	1	2	2	2	2	1	1
5	2	1	2	1	2	1	2
6	2	1	2	2	1	2	1
7	2	2	1	1	2	2	1
8	2	2	1	2	1	1	2

附表 2-2 $L_8(2^7)$交互表(两列间的交互作用表)

试验号	列号						
	1	2	3	4	5	6	7
	(1)	3	2	5	4	7	6
		(2)	1	6	7	4	5
			(3)	7	6	5	4
				(4)	1	2	3
					(5)	3	2
						(6)	1
							(7)

$L_8(2^7)$交互表中所有数字都是$L_8(2^7)$正交表的列号，最右边和最上边的数字同时还是$L_8(2^7)$正交表的行号和列号，圆括号里的数字同时也是$L_8(2^7)$正交表的行号。如果想查$L_8(2^7)$正交表第 1 列和第 2 列的交互作用列，在$L_8(2^7)$交互表中查出(l)与最上边数字 2 的交叉数字 3 即得，也就是说第 1 列和第 2 列因素的交互作用列在第 3 列。同法可查出第 1 列和第 4 列因素的交互作用列在第 5 列，第 3 列和第 7 列因素的交互作用列在第 4 列。

对于有交互作用列正交表的选择和设计，不仅考虑每个因素各占一列，而且两个有交互作用的也各占一列，故对 3 因素 2 水平有交互作用的正交试验应选用$L_8(2^7)$正交表。在作表头设计时，各因素与交互作用列不能任意放置，需查两列间的交互作用表。然后列出试验方案，进行试验，分析结果。

五、举　　例

例 1 下面以正交试验优选二氢杨梅素微囊的制备工艺为例，介绍正交试验设计优化的过程。

1. 确定试验目的和考察指标 本试验的目的是选出较优二氢杨梅素微囊的制备工艺，使二氢杨梅素免受胃内的酸性环境的影响，提高生物利用度，进而提高其疗效。本试验以包封率为评价指标，包封率的计算公式如下：

包封率(%)=微囊中包封的药量/(微囊中包封的药量+未包封的药量)×100%

2. 确定考察因素和水平，选用正交试验表 根据处方前研究的单因素考察结果，选定药胶比(A)、明胶浓度(B)、搅拌速度(C)、成囊温度(D)为影响因素每个因素选择 3 个水平，进行四因素三水平 $L_9(3^4)$的正交实验优化。各因素和相应的水平列于附表 2-3。

附表 2-3　因素和水平

水平	因素			
	A 药胶比	B 明胶质量浓度(g/L)	C 搅拌速度(r/min)	D 成囊温度(℃)
1	1∶2	3%	40	50
2	1∶3	4%	50	55
3	1∶4	5%	60	60

3. 试验设计与试验

(1) 表头设计：把 4 个因素 A、B、C、D 分别排在正交表 $L_9(3^4)$表头的首行上，列出 9 个试验方案，见附表 2-4。

附表 2-4　试验方案

试验号	因素			
	A	B	C	D
1	1	1	1	1
2	1	2	2	2
3	1	3	3	3
4	2	1	2	3
5	2	2	3	1
6	2	3	1	2
7	3	1	3	2
8	3	2	1	3
9	3	3	2	1

(2) 试验：精密称取二氢杨梅素置于研钵中，按附表 2-4 的 9 个方案取明胶溶液，少量多次加入研钵中充分研磨至成乳状，转移至烧杯中，用 10%的冰醋酸调 pH 至 4.1，恒温下搅拌逐滴加入 20%硫酸钠溶液，并用显微镜观察，至清晰的微囊出现。记录硫酸钠溶液的加入量，并计算其在囊液中的浓度为 a，按$(a + 1.5)$% 浓度配制硫酸钠稀释液并使其降温在 15℃以下。冷水浴，保持温度不高于 15℃，将微囊混悬液与其溶液 3 倍量稀释液混合，搅拌使分散均匀，搅拌 15 分钟后停止搅拌待囊沉降，除去上层液，冰浴降温至 10℃以下，加入适量 37%甲醛固化 12

小时，抽滤，用蒸馏水、无水乙醇交替洗涤，置于干燥箱内60℃干燥3小时，称重，测含量。

(3) 包封率的测定：取按上述处方工艺制备的二氢杨梅素微囊置于研钵中，加适量无水乙醇研磨使微囊壁破裂，药物游离。然后转移至25ml容量瓶中，无水乙醇定容至刻度，超声5分钟，1000r/min离心5分钟，精密吸取上清液进样，使用高效液相色谱仪测定，得微囊中所含二氢杨梅素的浓度，并计算得微囊中所含二氢杨梅素的量，即系统中包封的药量，按公式计算其包封率。

4. 试验结果与讨论 按附表2-4进行试验，9次试验的正交试验结果见表2-5。根据试验结果，进行方差分析，结果见表2-6。

附表2-5 试验结果

试验号	因素				包封率(%)
	A	B	C	D	
1	1	1	1	1	38.58
2	1	2	2	2	42.11
3	1	3	3	3	40.96
4	2	1	2	3	55.66
5	2	2	3	1	68.01
6	2	3	1	2	59.29
7	3	1	3	2	38.92
8	3	2	1	3	42.21
9	3	3	2	1	40.91
X_1	121.65	133.16	140.08	147.50	
X_2	182.96	152.33	138.68	140.32	
X_3	122.04	141.16	147.89	138.83	
$\bar{X}_1$	40.55	44.39	46.69	49.17	
$\bar{X}_2$	60.99	50.78	46.23	46.77	
$\bar{X}_3$	40.68	47.05	49.30	46.28	
R	20.44	6.39	3.07	2.89	

附表2-6 方差分析

方差来源	离差平方和	自由度	均方	F值	P值
A	830.03	2	415.02	57.94	0.0170*
B	61.81	2	330.90	4.31	0.1882
C	16.42	2	8.21	1.15	0.4660
D	14.33	2	7.16		
总计	922.59	8			

根据方差分析的结果，A因素各水平间都有显著性差异。各因素对试验指标影响的大小，可用该因素各水平间的极差R表示。某因素的极差大，就表明该因

素对试验的指标影响大。从附表 2-5 中 R 值的大小可以看出，因素 A 的 R 值最大，说明囊心药物与囊材明胶的比例对考察指标影响最显著，而且其比例为 1∶3 时为最佳。由极差 R 值的大小可知，A 的极差最大(20.44)，为主要因素；因素 B、C 的极差较小(分别为 6.39、3.07)；因素 D 的极差最小(2.89)，各因素对试验考察指标的影响程度依次为：A＞B＞C＞D，因此，根据方差分析、极差 R 分析的结果，优选出最佳的制备工艺为：$A_2B_2C_3D_1$，即药胶比为 1∶3，明胶溶液浓度为 4%，搅拌速度为 60 r/min，成囊温度 50℃。

5. 最优组合的验证　按 $A_2B_2C_3D_1$ 最优组合配制了 3 批微囊，其包封率分别为 66.12%、66.49%和 65.78%，平均包封率为 66.13%，说明最佳处方和工艺条件重现性好，工艺可靠。

例 2　在实际问题中，除了遇到单指标问题外，还会遇到多指标问题，各指标的最优试验方案之间可能存在一定矛盾，所以，在分析试验结果时常需要兼顾各项指标，找出每个指标都尽可能好的试验方案，下面通过优选决明子蒽醌类成分的提取方法介绍多指标正交试验的综合平衡法。

本研究采用热回流方式，以乙醇为溶剂提取决明子中蒽醌类成分。在此过程中，确定的影响因素是乙醇体积分数(A)、提取时间(B)、溶剂用量(C)和提取次数(D)。

在选择评价指标时，考虑到单一指标往往不够全面，因此本试验选择了 3 个指标，分别是游离蒽醌、蒽醌苷类及 12 种蒽醌总质量分数。

用 $L_9(3^4)$表来安排试验，所选因素水平见附表 2-7。

附表 2-7　因素水平

水平	因素			
	A 乙醇浓度(%)	B 提取时间(小时)	C 溶剂用量(倍)	D 提取次数(次)
1	60	1	50	1
2	70	1.5	100	2
3	80	2	150	3

将所选因素 A、B、C、D 安排在 $L_9(3^4)$表的 1、2、3、4 列中，表头设计及试验结果列于附表 2-8 中。

以游离蒽醌、蒽醌苷类及 12 种蒽醌总质量分数为考察指标，结果及方差分析见附表 2-8、附表 2-9。由极差分析结果可知，影响游离蒽醌提取因素的重要性为 A＞C＞B＞D；蒽醌苷类为 A＞B＞C＞D；总质量分数为 A＞B＞D＞C，且三者中因素 A 均具有显著性差异，因素 B 只在总质量分数提取时有显著性差异，而因素 C、D 均无显著性差异，对蒽醌类成分的提取影响较小。综合以上分析结果，最佳提取方法为 $A_2B_3C_1D_2$ 或 $A_2B_3C_1D_1$，从实验操作简便性和成本方面考虑，最终确定决明子中蒽醌类成分的最佳提取方法为 $A_2B_3C_1D_1$，即 50 倍 70%的乙醇回流提取 1 次，提取时间 2 小时。

附表 2-8 正交试验结果

No.		A	B	C	D	试验结果		
						游离蒽醌 (mg/g)	蒽醌苷类 (mg/g)	总质量分数 (mg/g)
1		1	1	1	1	5.53	5.07	10.89
2		1	2	2	2	6.15	4.03	10.19
3		1	3	3	3	6.23	4.33	10.55
4		2	1	2	3	6.84	5.76	12.60
5		2	2	3	1	6.99	5.45	12.43
6		2	3	1	2	6.97	5.85	12.83
7		3	1	3	2	6.37	4.30	10.66
8		3	2	1	3	6.00	4.22	10.23
9		3	3	2	1	6.39	4.29	10.68
游离蒽醌	K_1	5.97	6.25	6.17	6.30	G=19.16		
	K_2	6.94	6.38	6.46	6.50	G^2=366.99		
	K_3	6.25	6.53	6.53	6.36	CT=45.87		
	R	0.97	0.28	0.36	0.20			
蒽醌苷类	K_1	4.48	5.04	5.05	4.49	G=14.43		
	K_2	5.69	4.57	4.69	4.73	G^2=208.22		
	K_3	4.27	4.82	4.69	4.77	CT=52.06		
	R	1.42	0.47	0.36	0.21			
总含有量	K_1	10.44	11.28	11.22	11.23	G=33.58		
	K_2	12.62	10.95	11.16	11.23	G^2=1127.68		
	K_3	10.52	11.35	11.21	11.13	CT=93.97		
	R	2.18	0.40	0.06	0.10			

附表 2-9 方差分析

成分	误差来源	离差平方和	f	F 值	F 临界值	P
游离蒽醌	A	1.478	2	24.517	19.000	<0.05
	B	0.120	2	2.017	19.000	
	C	0.219	2	3.717	19.000	
	D	0.061	2	1.000	19.000	
	误差	0.060				
蒽醌苷类	A	3.513	2	47.486	19.000	<0.05
	B	0.336	2	4.608	19.000	
	C	0.253	2	3.378	19.000	
	D	0.071	2	1.000	19.000	
	误差	0.070				
总含量	A	9.140	2	1305.714	99.000	<0.01
	B	0.279	2	39.857	19.000	<0.05
	C	0.007	2	1.000	19.000	
	D	0.021	2	3.000	19.000	
	误差	0.010				

六、思　考　题

(1) 什么叫正交试验? $L_8(2^7)$中每个符号与数字代表什么意思?

(2) 正交表选择的原则有哪些?

(3) 正交试验设计法与其他实验设计方法相比，有何优缺点?

七、附　　注

常用正交表:

(一) 二水平

常用二水平正交表见附表 2-10～附表 2-13。

附表 2-10　$L_4(2^3)$表

试验号	列号		
	1	2	3
1	1	1	1
2	1	2	2
3	2	1	2
4	2	2	1

注：任意二列间的交互作用出现于另一列。

附表 2-11　$L_8(2^7)$表

试验号	列号						
	1	2	3	4	5	6	7
1	1	1	1	1	1	1	1
2	1	1	1	2	2	2	2
3	1	2	2	1	1	2	2
4	1	2	2	2	2	1	1
5	2	1	2	1	2	1	2
6	2	1	2	2	1	2	1
7	2	2	1	1	2	2	1
8	2	2	1	2	1	1	2

附表 2-12　$L_8(2^7)$表(二列间的交互作用表)

试验号	列号						
	1	2	3	4	5	6	7
	(1)	3	2	5	4	7	6
		(2)	1	6	7	4	5
			(3)	7	6	5	4

续表

试验号	列号						
	1	2	3	4	5	6	7
				(4)	1	2	3
					(5)	3	2
						(6)	1
							(7)

附表 2-13　$L_{16}(2^{15})$表

试验号	列号														
	1	2	3	4	5	6	7	8	9	10	11	12	13	14	15
1	1	1	1	1	1	1	1	1	1	1	1	1	1	1	1
2	1	1	1	1	1	1	1	2	2	2	2	2	2	2	2
3	1	1	1	2	2	2	2	1	1	1	1	2	2	2	2
4	1	1	1	2	2	2	2	2	2	2	2	1	1	1	1
5	1	2	2	1	1	2	2	1	1	2	2	1	1	2	2
6	1	2	2	1	1	2	2	2	2	1	1	2	2	1	1
7	1	2	2	2	2	1	1	1	1	2	2	2	2	1	1
8	1	2	2	2	2	1	1	2	2	1	1	1	1	2	2
9	2	1	2	1	2	1	2	1	2	1	2	1	2	1	2
10	2	1	2	1	2	1	2	2	1	2	1	2	1	2	1
11	2	1	2	2	1	2	1	1	2	1	2	2	1	2	1
12	2	1	2	2	1	2	1	2	1	2	1	1	2	1	2
13	2	2	1	1	2	2	1	1	2	2	1	1	2	2	1
14	2	2	1	1	2	2	1	2	1	1	2	2	1	1	2
15	2	2	1	2	1	1	2	1	2	2	1	2	1	1	2
16	2	2	1	2	1	1	2	2	1	1	2	1	2	2	1

(二) 三水平

常用三水平正交表见附表 2-14、附表 2-15。

附表 2-14　$L_9(3^4)$表

试验号	列号			
	1	2	3	4
1	1	1	1	1
2	1	2	2	2
3	1	3	3	3

续表

试验号	列号			
	1	2	3	4
4	2	1	2	3
5	2	2	3	1
6	2	3	1	2
7	3	1	3	2
8	3	2	1	3
9	3	3	2	1

注：任意二列间的交互作用出现于另外二列。

附表 2-15　$L_{18}(3^7)$表

试验号	列号							
	1	2	3	4	5	6	7	8
1	1	1	1	1	1	1	1	1
2	1	2	2	2	2	2	2	1
3	1	3	3	3	3	3	2	1
4	2	1	1	2	2	3	3	2
5	2	2	2	3	3	1	1	2
6	2	3	3	1	1	2	2	2
7	3	1	2	1	3	2	3	3
8	3	2	3	2	1	3	1	3
9	3	3	1	3	2	1	2	3
10	1	1	3	3	2	2	1	1
11	1	2	1	1	3	3	2	1
12	1	3	2	2	1	1	3	1
13	2	1	2	3	3	3	2	2
14	2	2	3	1	1	1	3	2
15	2	3	1	2	2	2	1	2
16	3	1	3	2	1	1	2	3
17	3	2	1	3	2	2	3	3
18	3	3	2	1	3	3	1	3

(三) 四水平

常用四水平正交表见附表 2-16。

附表 2-16　$L_{16}(4^5)$表

试验号	列号				
	1	2	3	4	5
1	1	1	1	1	1
2	1	2	2	2	2
3	1	3	3	3	3

续表

试验号	列号				
	1	2	3	4	5
4	1	4	4	4	4
5	2	1	2	3	4
6	2	2	1	4	3
7	2	3	4	1	2
8	2	4	3	2	1
9	3	1	3	4	2
10	3	2	4	3	1
11	3	3	1	2	4
12	3	4	2	1	3
13	4	1	4	2	3
14	4	2	3	1	4
15	4	3	2	4	1
16	4	4	1	3	2

注：任意两列间的交互作用出现于其他三列。

(徐应淑)

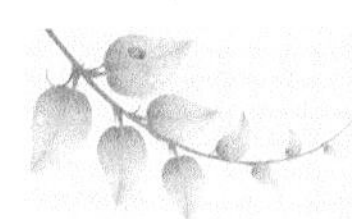

参考文献

崔福德. 2011. 药剂学. 第 2 版. 北京：中国医药科技出版社

崔福德. 2011. 药剂学实验指导. 第 3 版. 北京：人民卫生出版社

崔福德. 2012. 药剂学. 第 7 版. 北京：人民卫生出版社

国家药典委员会. 2015. 中华人民共和国药典：一部. 北京：中国医药科技出版社

龙晓英，房志仲. 2009. 药剂学. 北京：科学出版社

上釜廉人，川岛嘉明，松田芳久. 2005. 最新制剤学. 东京：広川书店

王莹，王青，张伟东，等. 2012. 多指标正交试验法优选决明子蒽醌类成分的提取方法[J]. 中成药，34(9)：1684-1688

叶勇，欧贤红，黄秋洁. 2012. 正交法优选二氢杨梅素微囊的制备工艺. 时珍国医国药，23(9)：2251-2252